全国から患者が集まる麻酔科医の

ヘバーデン結節・手指の痛みの治し方

富永ペインクリニック
院長
富永喜代

毎日が発見

はじめに

私が医大生の頃、ヘバーデン結節という病気は教科書のわずか1ページに記載があるのみでした。そこには「原因不明、加齢性で女性に多く見られる指の変形」と書かれていた記憶があります。

1993年麻酔科医として医師のキャリアをスタートし、2008年に愛媛県松山市に「富永ペインクリニック」を開業すると、手指の症状に悩む多くの方が来院されました。長い間、手指の痛みに耐え、すでに関節が変形している例も少なくありません。なぜここまで放置してしまったのかを尋ねると「以前整形外科で診てもらったとき、治らない病気だと言われ、仕方なくあきらめていた」という答えが返ってきたのです。

私が学生のときから20年以上経っているのに、いまだにヘバーデン結節の治療法が確立されていないのはなぜだろう、とそこで興味を持ったのです。

何軒も整形外科に行ったけれど痛み止めとテーピング処方だけでちっとも治らない、曲がってしまった指を自分で見るのもつらい、痛いのを我慢して仕事をしている……。そんな声を聞くたびに、なんとかしてあげられないかという気持ちが強くなっていきました。

効く薬がないのならどうしたらいいか、いろいろ考えました。西洋医学と東洋医学、運動マッサージ療法や理学療法など、自分のこれまでの知識と経験をすべて集めて総合的にアプローチしてみたらどうだろう、と熟考の末に生み出したのが本書で紹介する「10秒神経マッサージ」です。

この「10秒神経マッサージ」は誰でも簡単に行うことができ、手指の痛みやしびれの改善に効果があります。痛みがやわらげば自然と手指を動かしやすくなり、動かすことによってさらに血行が促され、固まっていた筋肉が柔らかくなって……と症状がどんどん改善の方向へ向かうようになるのです。私のクリニックでは、ヘバーデン結節外来の治療の一環としてこのマッサージを取り入れており、これまでに多くの方がその効果を証明してくださっています。

まずは痛みを軽減することが、回復への第一歩です。あなたも「10秒神経マッサージ」の実践で、その痛みを今こそ断ち切りましょう。

富永喜代

全国から患者が集まる麻酔科医の

ヘバーデン結節・手指の痛みの治し方

目次

CONTENTS

第1章 手指に関するおもな病気とその症状について

第2章 即効で痛みがやわらぐ！「10秒神経マッサージ」

第3章 痛みを上手にコントロールするための生活の知恵

CONTENTS

手指や手首に起こる痛みやしびれ、日常の中で感じる不具合……。
あなたはこんな症状に悩んでいながら、
仕方がないこととあきらめ、我慢していませんか？

日常生活で――
ペットボトルの蓋が開けられない
洋服のボタンがうまくとめられない
朝、手がこわばってうまく動かせない
力を入れてグーに握れない
ドアノブをひねるのがつらい

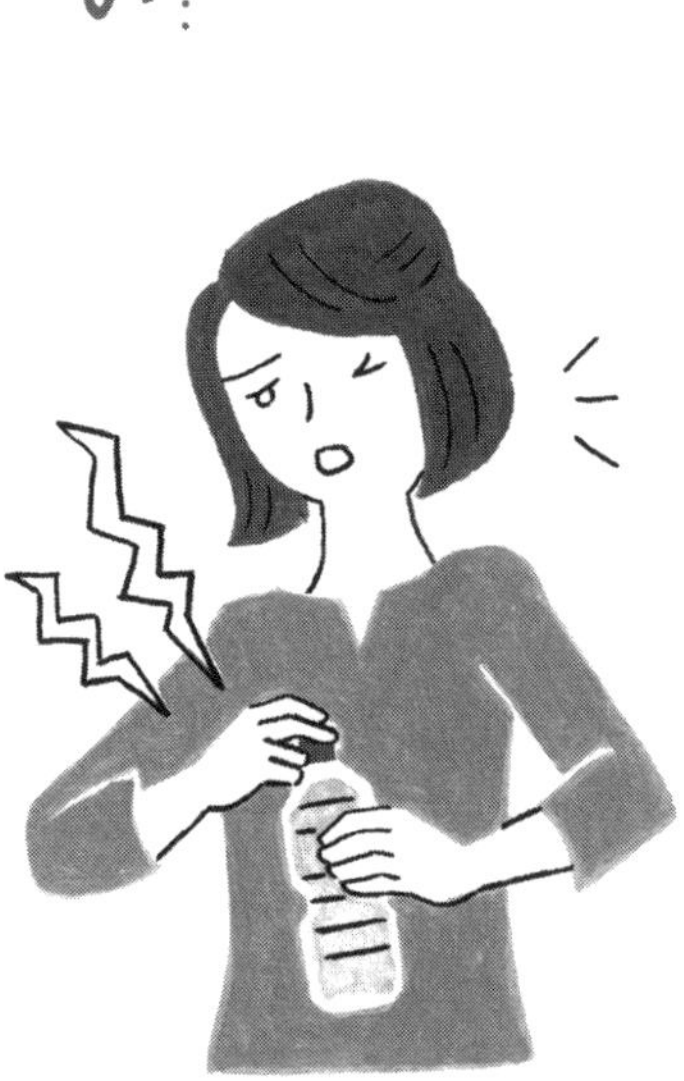

家事や仕事のシーンで――

手指が痛くて包丁が握れない

冷たい水でお米を研ぐのがつらい

洗濯バサミがつまめない

パソコンのキーボードを打っていると指が痛くなる

買い物のとき、レジ袋の持ち手が指に食い込んで痛い

もしかしたらその症状は、

指が変形して戻らなくなる

ヘバーデン結節の初期症状かもしれません！

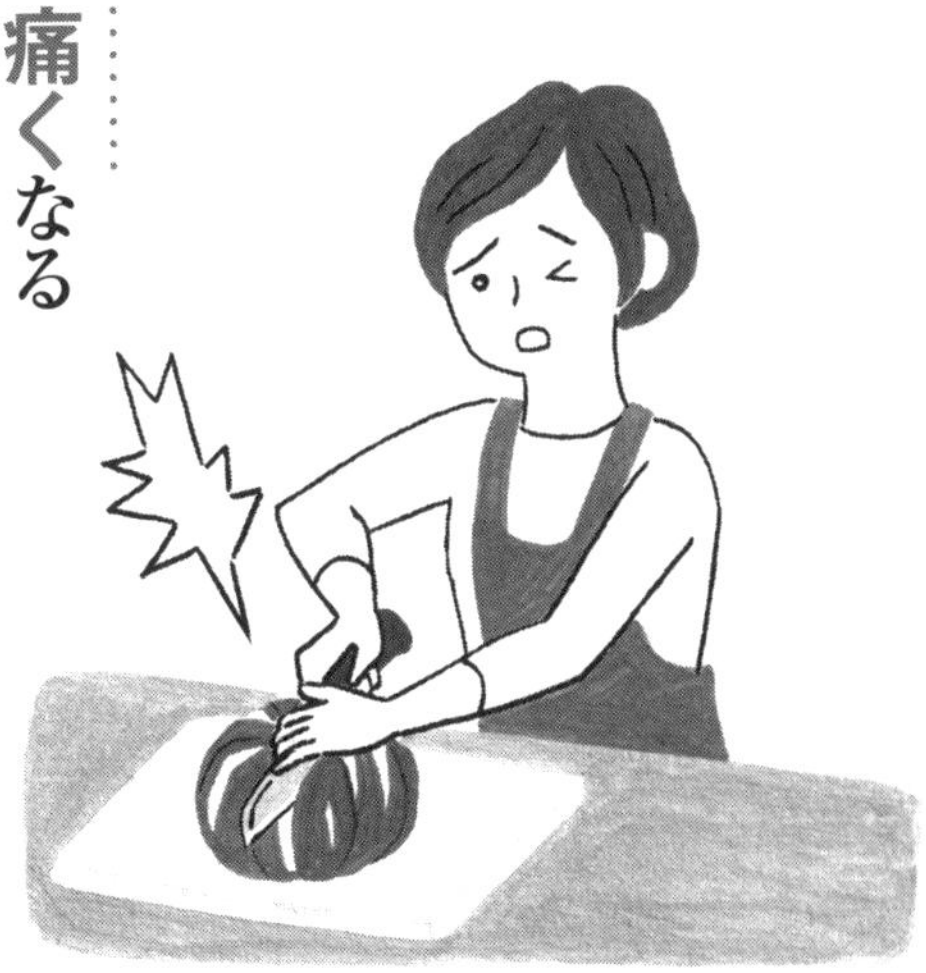

ヘバーデン結節とは、進行性の手指の病気です。
高齢女性の手指に見られるような、
指の第一関節がボコッと節くれ立っている状態は
まさしくこの病気の症状なのです。

残念なことにその原因は解明されていませんが
調理師や縫製業など、**指先を酷使する職業の人に多く**
正式に診断されていない人も含めると、
患者数は350万人以上とも言われ、多くの人が苦しんでいます。

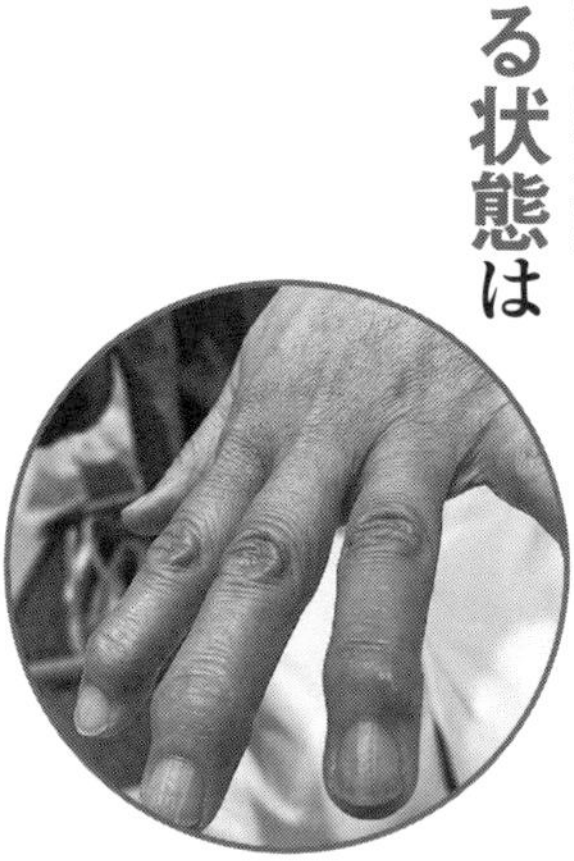

患者の９割が女性で、特に40代以降に
多い病気です。更年期の時期にかけて
指の関節のこわばりや痛み、違和感を
覚えるなどの初期症状から始まって、
およそ５年をかけて
手指に変形が起こってきます。

変形し始める前の初期の段階で
放っておかずにきちんとケアすることが
ヘバーデン結節という病気にとって大切なことなのです。

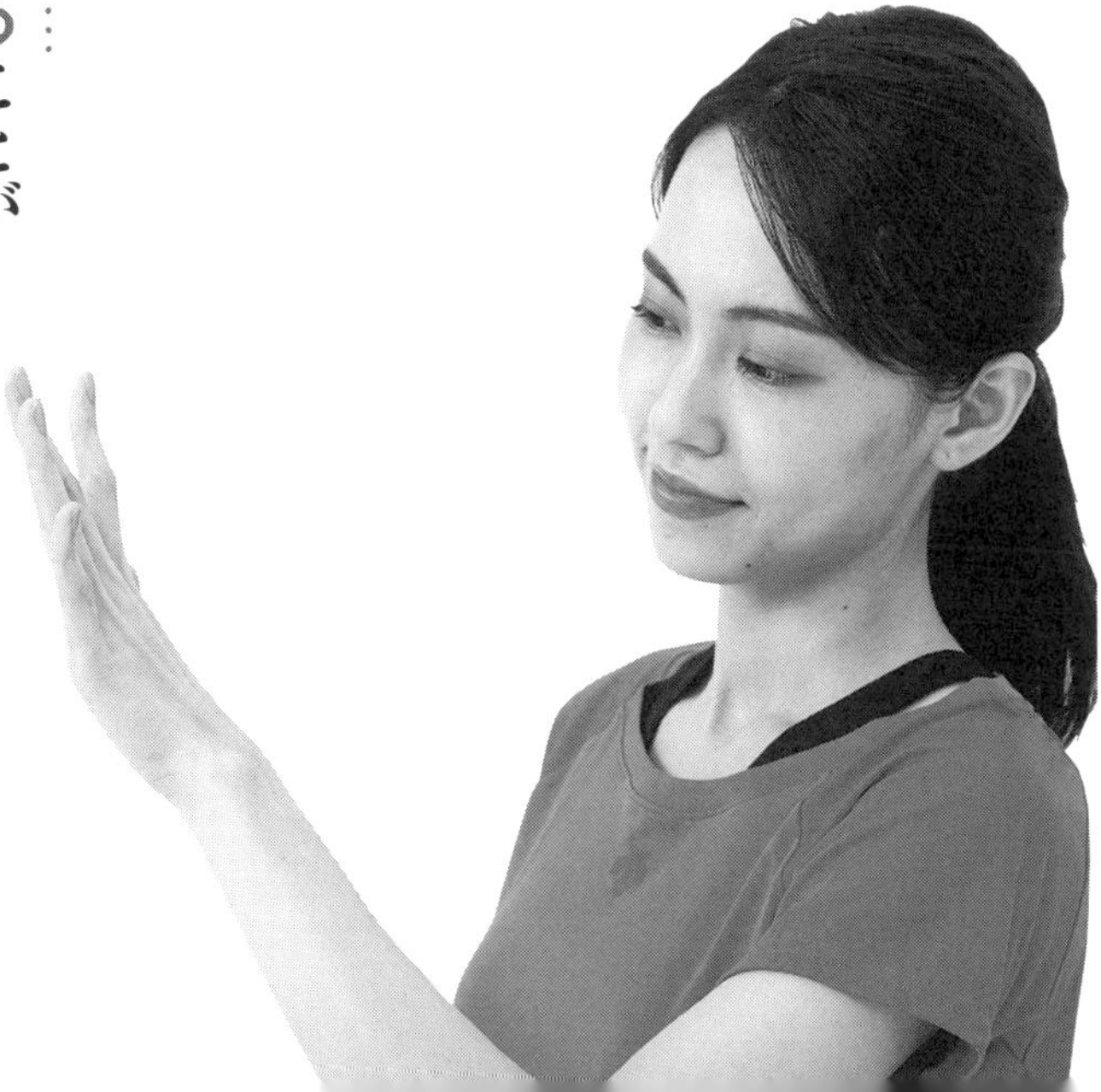

ヘバーデン結節は多くの患者さんが苦しんでいるにもかかわらず、
医療サイドの治療受け入れ態勢が整っていない病気です。
この病気の原因自体が解明されていないため
対策や治療法も確立されておらず、ほとんどの医療機関では
痛みを多少ごまかす程度の対症療法しかできていないのが現状です。

そのために医療機関を受診しても医師からは「年齢のせい」
「治らない」と突き放されてしまうことも珍しくありません。
その結果途方に暮れて、一体どうすればいいのかと
かえって悩みを深めてしまう人も多いのです。

ヘバーデン結節の症状が進行すると、
手指を動かす作業のたびに、痛みが走る。
指先に力を込めたり、
冷たい水に手を浸したりすると
さらに痛みが強まることも。
そのたびにストレスを感じるようになって
気持ちも暗く沈んでしまいます。

さらに指の変形は女性にとって大きなコンプレックスの要因に。
その見た目が与える心理的ストレスもとても大きいのです。

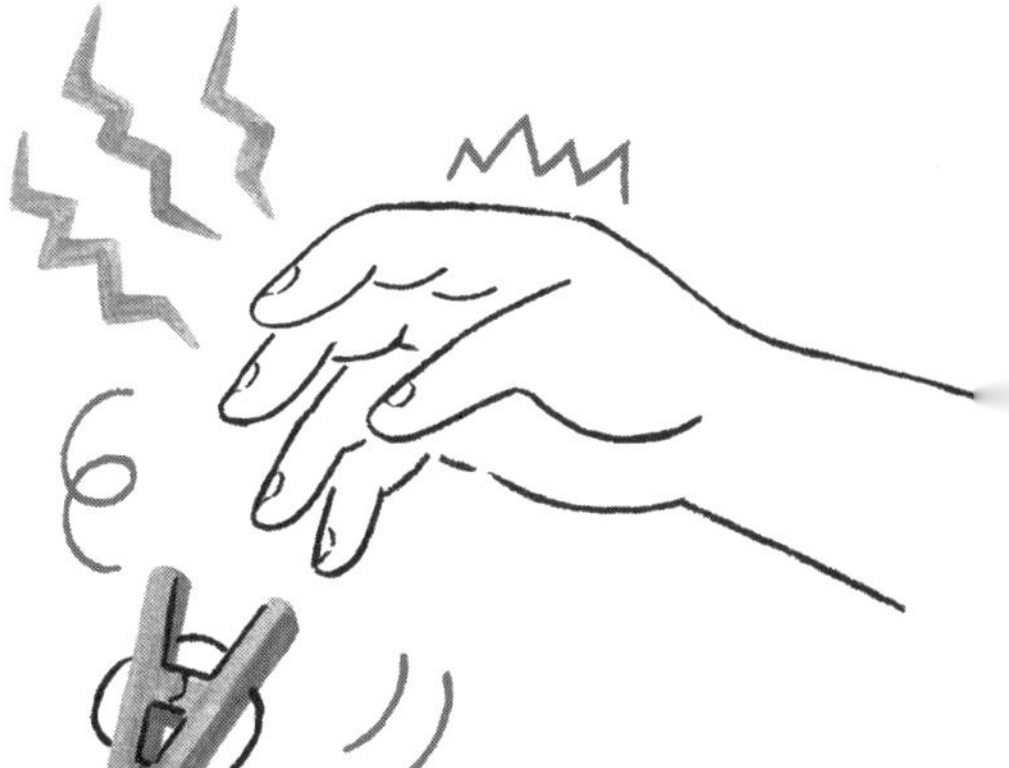

ヘバーデン結節はこんなふうに進行します！

どこかの指の第一関節が朝こわばり、ちょっと触っただけでも痛みを感じる

指に違和感があり、指が曲がりにくいと感じ始める

ぎゅっと力を入れてグーにすると、関節に痛みが走るようになる

だんだんと第一関節そのものが節くれ立ってくる

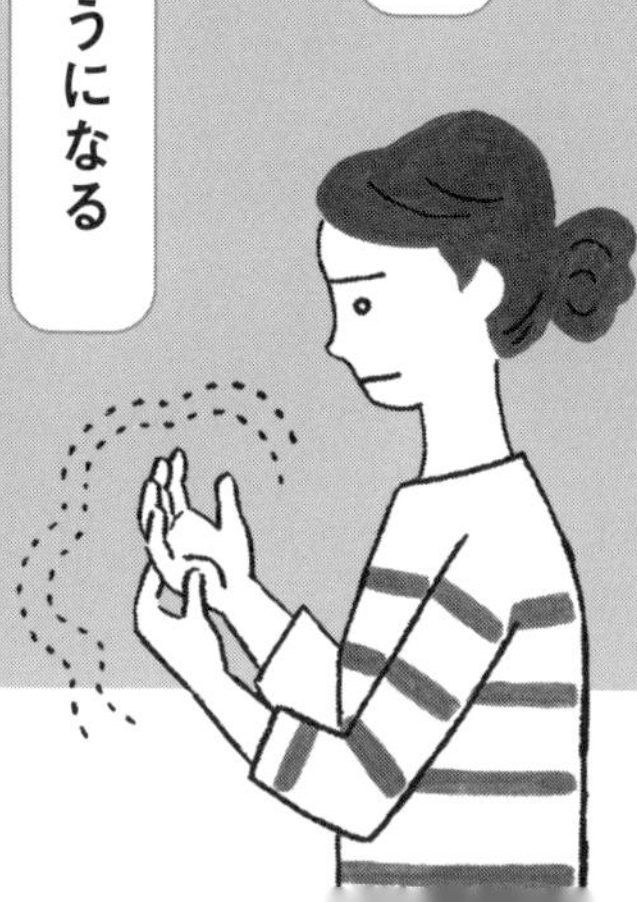

爪に縦縞が入ったり、色がくすんできてもろく弱くなってくる

第一関節より先の指の色が赤黒く変色してくる

何もしなくても、力を入れなくても、第一関節が痛くなってくる

節くれが大きくなり、場合によっては関節が曲がり変形してくる

一本だったはずの指の変形がほかの指にも起こるようになり、
片手だけだったものがもう一方の手にまで症状が表れる

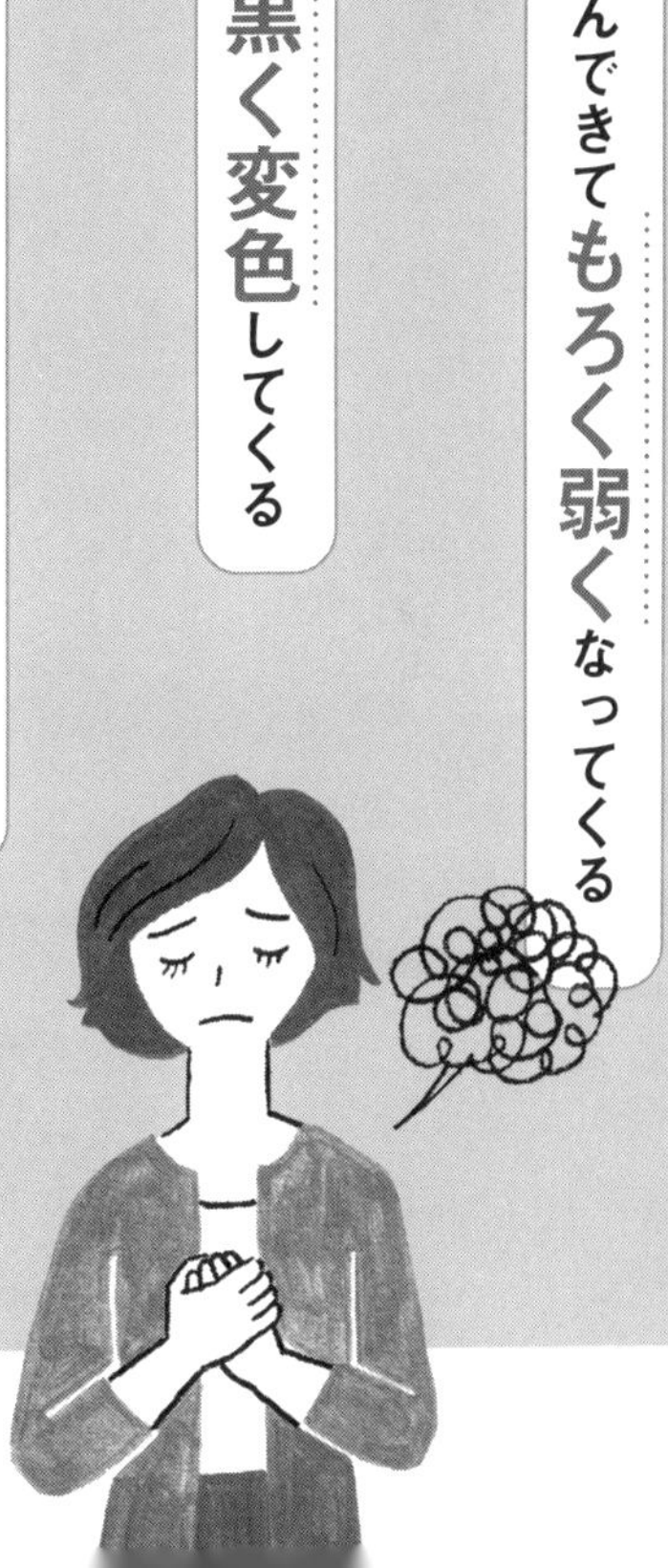

今感じている、手指の痛みやしびれなど
ヘバーデン結節の症状をそのまま放っておくのは危険です！
初期には……
指先がこわばり、手指の第一関節に、水ぶくれのような腫れができる。
中期には……
指先に力を入れると痛みが走り、第一関節の腫れや変形が進む。
後期には……
第一関節周りに「骨棘《こつきょく》」という棘《とげ》のような節ができ、
少しの刺激が激痛に。
このようにどんどん進行していく病気なのです！

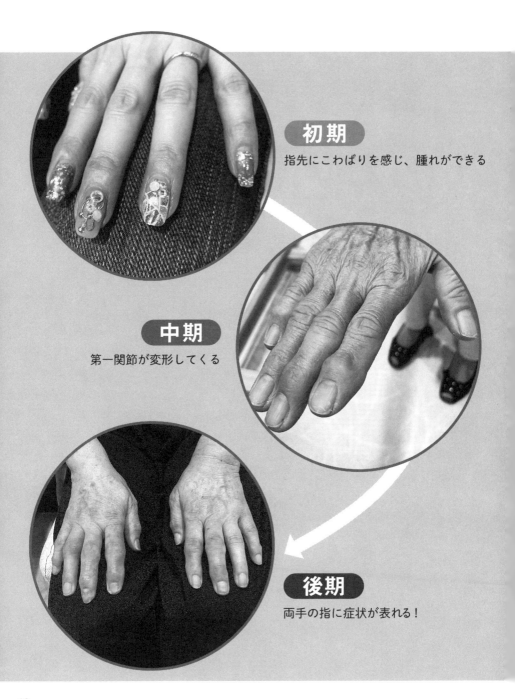

初期

指先にこわばりを感じ、腫れができる

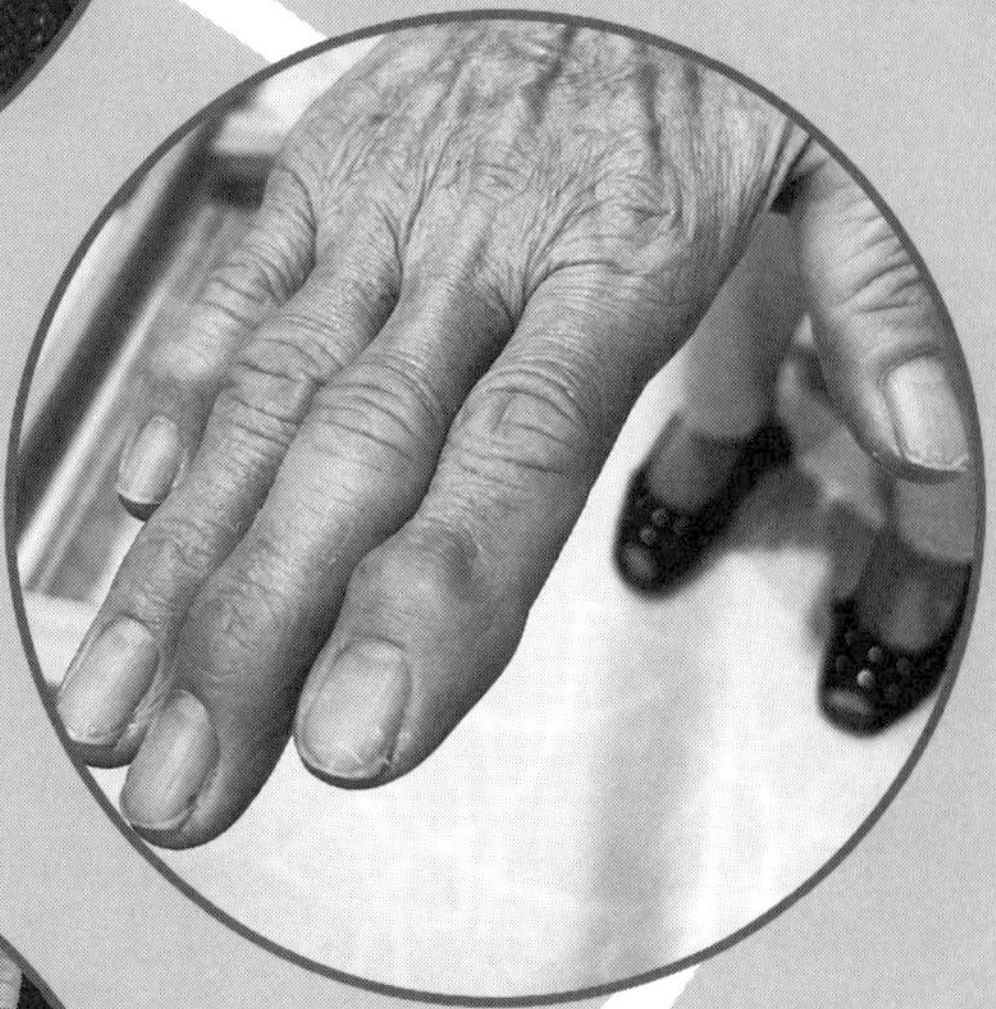

中期

第一関節が変形してくる

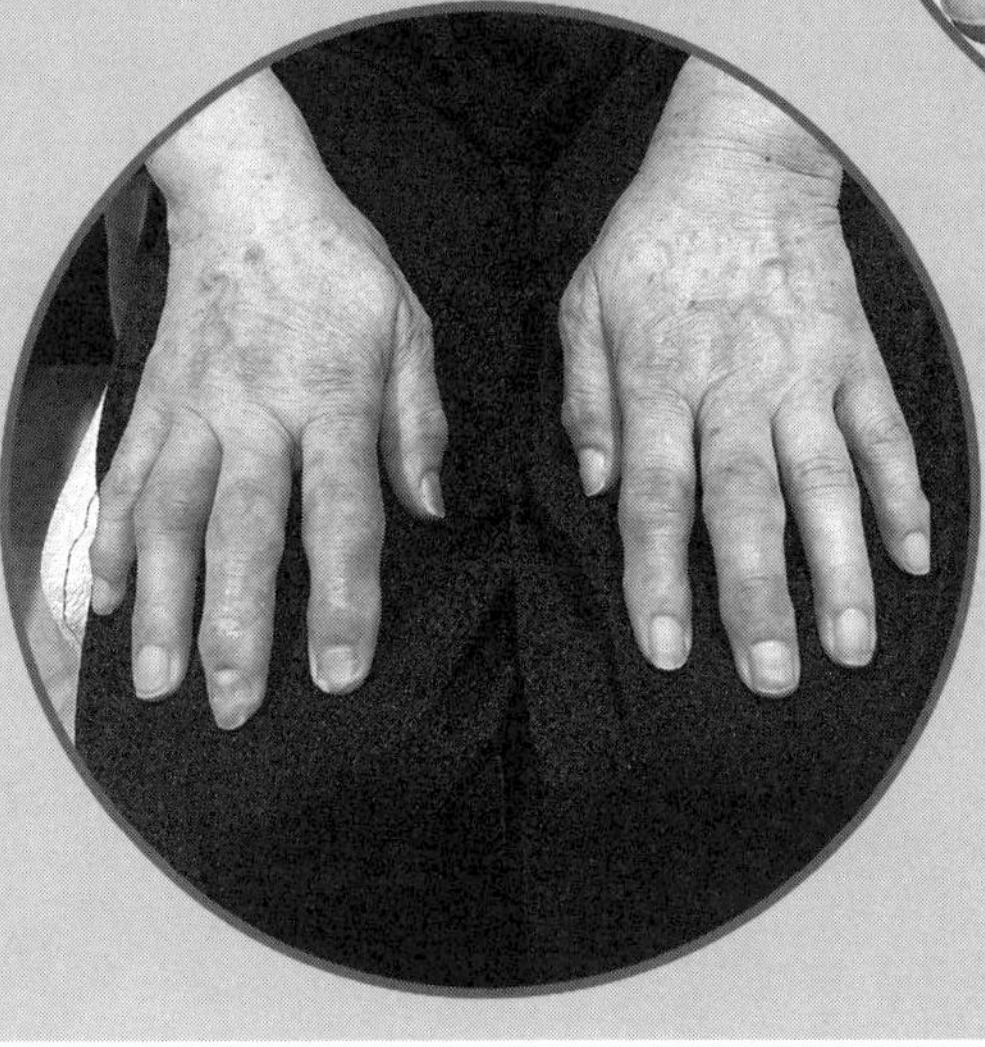

後期

両手の指に症状が表れる！

でも、あきらめなくていいんです。
その激痛は「10秒神経マッサージ」でケアできます。

「10秒神経マッサージ」とは、
たった10秒、自分でできる
痛みをやわらげる治療メソッドです。
治療の第一歩は「痛みを軽くする」こと。
つらい痛みがなくなれば、関節が楽に動かせるようになり、
可動域も広がります。すると筋肉や血管の緊張がほぐれ、
次第に患部の状態が回復してくるのです。

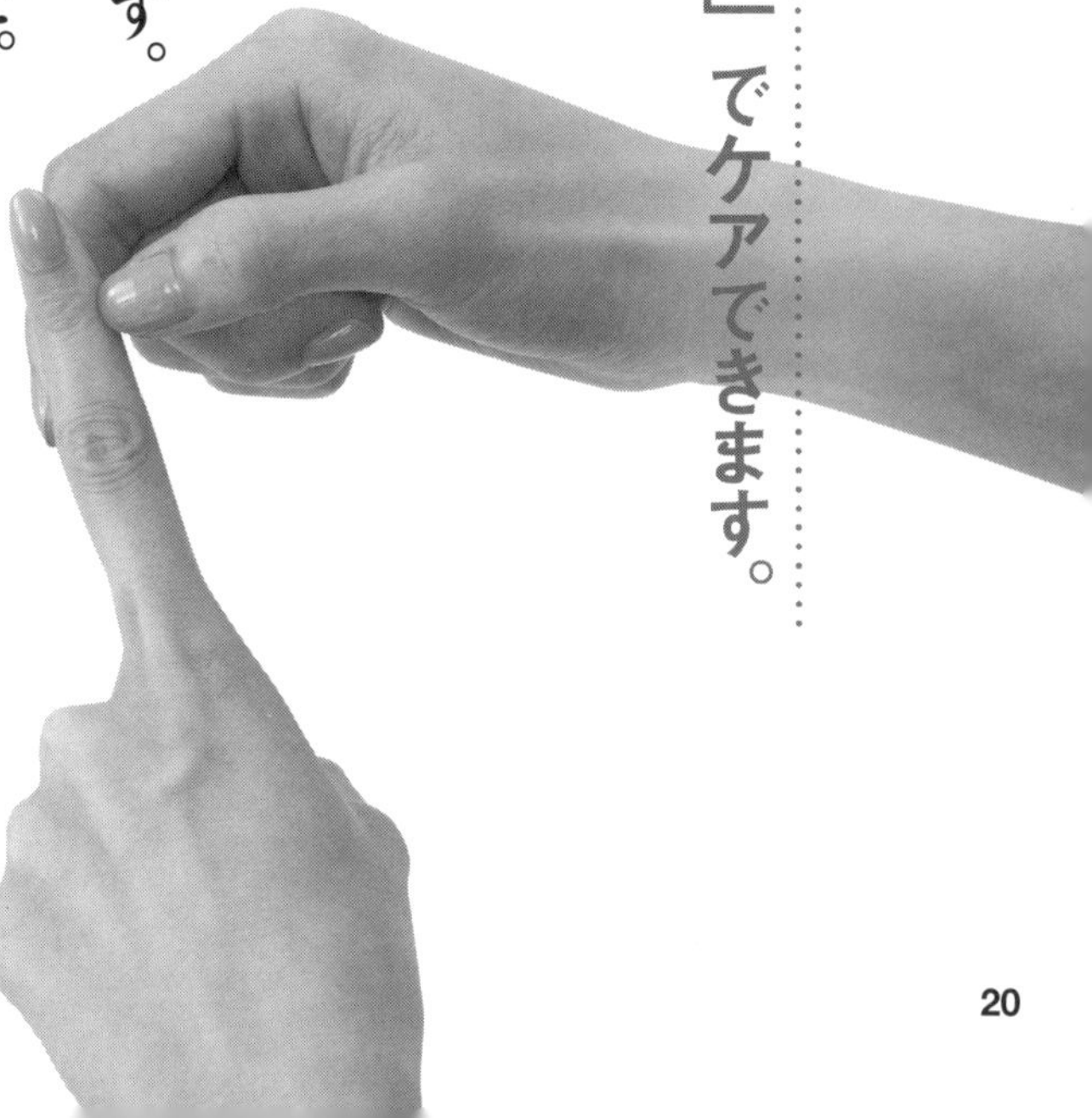

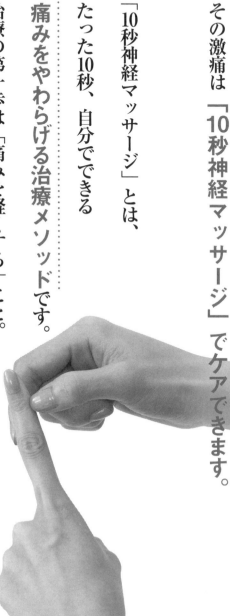

富永ペインクリニックのヘバーデン結節外来の治療には
この「10秒神経マッサージ」もプロセスとして組み込まれています。
患者さんには自宅で朝晩2回、
セルフケアとして行ってもらいます。
すると、2~4回の外来受診で痛みがやわらぐパターンがほとんど。
その効果は日本ペインクリニック学会第53回大会で発表され、
今、多くの注目を集めています。
さまざまな手指の痛みにも有効な、画期的な治療法。
さあ、あなたも朝晩2回の「10秒神経マッサージ」を行って
その手指の痛みから解放されましょう。

詳しいやり方は54ページへ

体験者のリアルボイスを紹介します！

10秒神経マッサージで痛みがこんなに楽になりました！

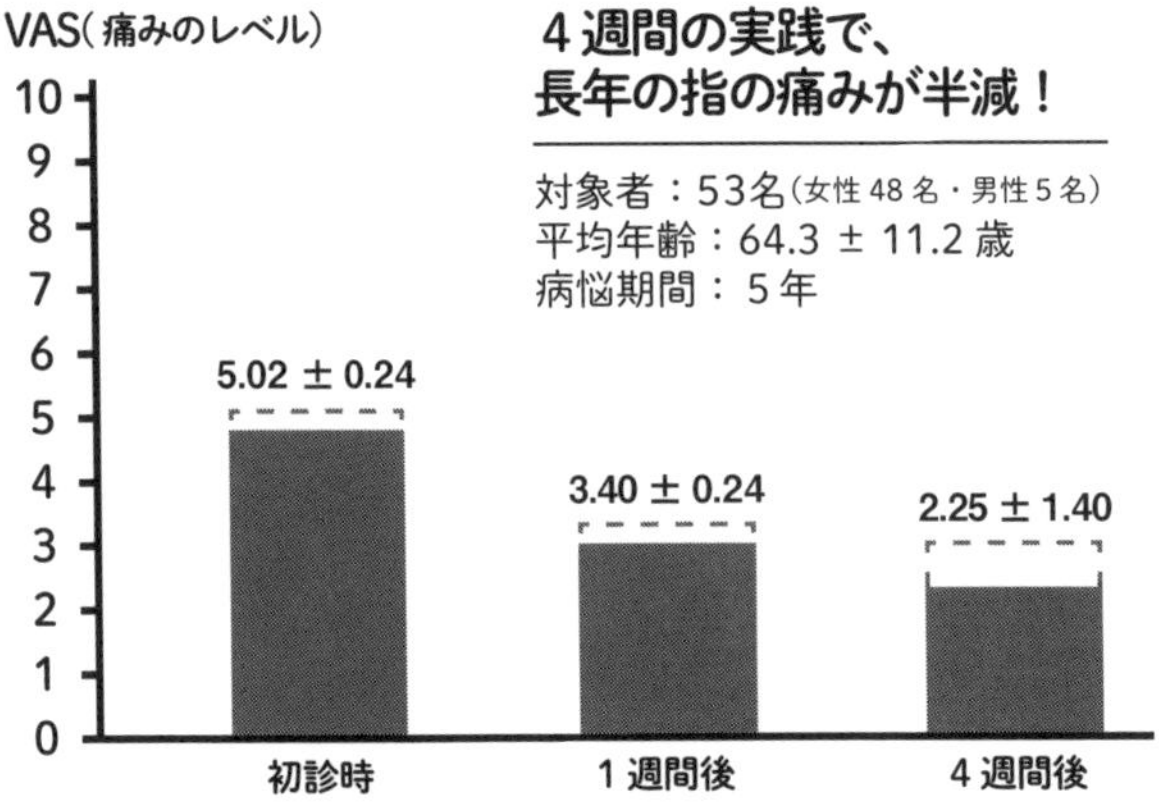

富永ペインクリニックへバーデン結節外来調べ

内服や神経ブロック注射などの治療に加え、自宅で毎日２回の「10秒神経マッサージ」を行ってもらったところ、４週間後には初診時に比べて痛みが半減するという結果に。2019年の日本ペインクリニック学会でも発表された。

３ヶ月で痛みも水ぶくれも気にならないほどに！

カルテ

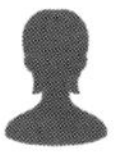

年齢・性別

40代・女性

初診時の状況

事務職で、毎日パソコンを使う仕事。小指の先に物が当たると激痛が走る。左手の中指・小指に水ぶくれができている。

整形外科では痛み止めを処方され、変形が進まないようにテーピングをするように言われましたが、あまりの痛みに耐えかねて先生のクリニックを受診しました。

テーピングは血流を阻害させ痛みが悪化するとの先生の指導ですぐにやめ、ブロック注射と内服治療に併せて10秒神経マッサージを毎日行いました。すると3ヶ月後にはほとんど痛みはなくなり、水ぶくれも引いて指も動かしやすくなりました。今ではあの痛みが嘘のように感じます。

指の痛みとともに首・肩のこりも改善された！

カルテ

年齢・性別

40代・女性

初診時の状況

仕事は歯科衛生士。指先が曲がって、小指が特に痛む。整形外科では指の使い過ぎと診断された。10代から肩こり、頭痛に悩む。

慢性胃炎になるほど痛み止めを飲んでも効かず（痛みのレベルVAS7）、首や肩のこりにも長年悩んできました。筋肉の緊張をほぐすため、10秒神経マッサージや首肩の血流改善の運動を行いました。

寒い季節になると痛みがぶり返すなど紆余曲折もありましたが、3年間10秒神経マッサージと治療を続け、現在は痛みのレベルVAS1をキープ。全身の血流がよくなったせいか、首や肩も軽くなり、今ではほとんど苦痛を感じることはありません。

激痛から解放されて趣味も再開できた！

カルテ

年齢・性別

40代・女性

初診時の状況

右手の人差し指から小指にかけての第一関節にコブができている。グーに握れないほどの強い痛みで趣味のカギ針編みもできない状態。

3年ほど前から指に違和感を覚え始め、最近では激痛でドアノブを握れないほど進行していました。当然唯一の趣味であるカギ針編みもストップしたままでした。

それが治療をしながら10秒神経マッサージを続けたところ、なんと8ヶ月で痛みがうまくコントロールできるようになり、編み物ができるようになったのです。せめてもの感謝の印にと、富永先生に自作のコースターをプレゼントすることができたのも大きな喜びです。

長年曲がらなかった指が曲がり、グーができた！

カルテ

年齢・性別

50代・女性

初診時の状況

食品の箱詰め作業の仕事。すべての指が変形するほどの重症。整形外科に行くが薬はないと見放され、我慢しながら仕事を続けていた。

ひどい痛みに加え、指がまったく曲がらず、グーに握れない状態でした。見兼ねた息子がインターネットで「専門の先生がいる！」と富永先生のクリニックを探し出し、藁《わら》にもすがる思いで受診しました。

車で1時間の道のりを通院し、10秒神経マッサージを毎日続けた結果、1年経って指が動くようになり、グーができるようになったのです。嬉しくて涙が込み上げました。息子の喜ぶ顔を見たら、さらに幸せな気持ちでいっぱいになりました。

指先のズキズキ痛が1ヶ月のマッサージで楽に！

カルテ

年齢・性別

50代・女性

初診時の状況

2年前から指に痛みを感じて整形外科を受診したら、原因不明と言われる。腫れやこわばりがあり、指を曲げると激痛が走る。

何かを握る動作をすることがとにかくつらく、物を持つたびに指先がズキズキ痛んでいました。それが1ヶ月の10秒神経マッサージで楽になったのには、正直ビックリしました。

実は7年前から腰椎椎間板ヘルニアも患っており、体を全体的に治すことが手指のためにもいいということで、そちらの治療も並行して行いました。おかげさまで今では腰の痛みもすっかり落ち着いて、指も痛みや不具合を感じることはありません。

地道にマッサージを続けたら指の痛みがやわらいだ！

カルテ

年齢・性別

50代・女性

初診時の状況

片頭痛の持病があり、乳がんの手術後に来院。左右の小指の第一関節に痛みを感じる。変形はそれほどしていない、初期の状態。

実は母親の指が曲がっていて、遺伝があった場合、自分もそうなるのではと心配で、早めに受診しようと思って来ました。

片頭痛をコントロールして首の筋緊張のバランスを保つことが大事と伺い、10秒神経マッサージに真面目に取り組みました。するとおどろくことに3ヶ月で痛みがやわらいだのです。

今後も朝晩2回の10秒神経マッサージを続けて、指の変形がこれ以上進行することのないようにしたいと思います。

1ヶ月のマッサージと治療で20年来の苦しさが消滅！

カルテ

年齢・性別

80代・男性

初診時の状況

右手の小指、中指に加えて母指CM関節症も合併。小指は変形がひどく、VASも7と高く、眠っていても痛みで目が覚めるほど。

実はヘバーデン結節の病歴は20年以上です。字が書きにくいほど指の変形も進んでいました。長らく頸椎の治療をしていたためにそちらが主になり、放っておいたことで悪化してしまいました。

今回初めて専門の治療を受けました。たったの1ヶ月でブロック注射や10秒神経マッサージの効果が実感され、なぜもっと早くこのクリニックに来なかったのかと悔やまれます。指の動きもよくなったので、10秒神経マッサージを今後も続けていきます。

第1章

手指に関する おもな病気と その症状について

富永先生、手指や手首の病気について教えてください

調理師として働いている50代の女性、山本さん。
ひどい手指の痛みに耐えかねて、富永先生のクリニックに診察を受けに来ました。

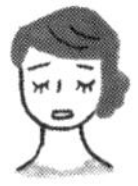

……「実は整形外科を受診したところ、手指の使い過ぎと言われまして。でも仕事は休めないですし、我慢しながらやっているのですが……」

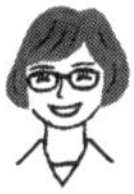

……「どんなときに痛みを感じますか？」

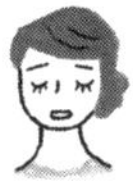

……「仕込みでプチトマトのヘタをつまんで取るなど、細かい作業をするとき、とにかく痛くて。大量の野菜を水洗いするときも痛いです」

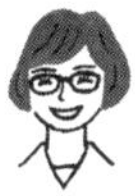

……「指に見た目の変化はありますか？」

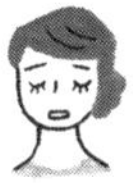

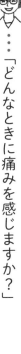

……「第一関節のあたりに水ぶくれのようなものができていて、指が少し曲がってきているようにも感じます」

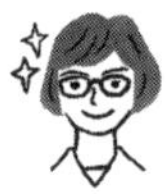

「それはヘバーデン結節の疑いがありますね。単なる手指の使い過ぎによる痛みではなく、れっきとした手指の病気です」

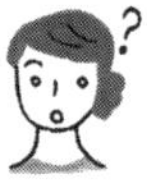

「ヘバーデン結節……。それってどんな病気なんですか？」

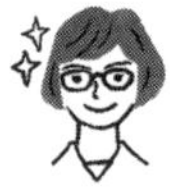

「手指に関する病気にもいろいろあるんですよ。どこが痛むかによって、どんな病気なのかある程度推察することができます。おもに指の第一関節に痛みや変形が見られるのがヘバーデン結節。もし第二関節に痛みや変形がある場合はブシャール結節という病気が疑われます。どちらも進行性で、厄介なことに放っておくとどんどん変形が進んでしまうので注意が必要です」

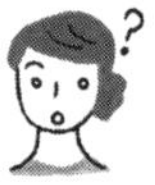

「そうなんですか！　やっぱり手指の使い過ぎが原因なのでしょうか？」

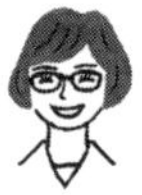

「実はヘバーデン結節というのは、確かな原因がわかっていない病気なんです。山本さんのように細かい作業で手指をよく使うことも、この病気の要因のひとつと考えられます。何か持病はお持ちですか？」

…「はい。喘息持ちで、吸入治療をしています。症状がひどいときはステロイドを服用することもあります」

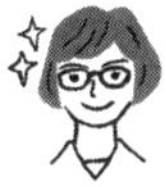

…「それもヘバーデン結節悪化の要因と考えられますね。ステロイドの服用は骨を弱くするので、骨粗鬆症《こつそしょうしょう》になりやすく、指も変形しやすくなってしまうのです」

…「そうなんですか……」

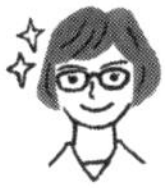

…「ヘバーデン結節にはほかにも、片頭痛や首、肩の不具合が要因になることもあります。遺伝というケースもありますね」

ヘバーデン結節の患者は全国で350万人以上。その9割が女性

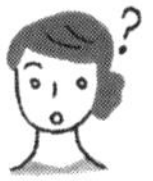

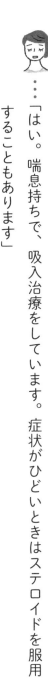

…「ヘバーデン結節って、あまり耳馴染みのない病名です。もしかしてとても患者の少ない難病だったりとか……？」

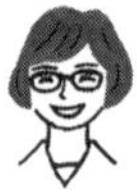

…「ヘバーデン結節の患者さんは全国で３５０万人以上いると言われているんですよ。でも病気の原因がよくわかっていないので、治療方法も確立していないのです。ですから病名を告げられず、山本さんのように『指の使い過ぎ』などと突き放されてしまうケースが非常に多いんです」

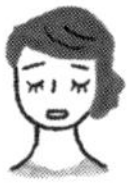

…「使い過ぎって言われても、仕事はやめられないし、家事もあるし、手指を使わないわけにはいきません」

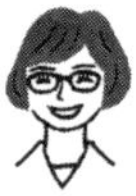

…「そうですよね。女性は家事など、日常で手指を使って細かい作業をすることが非常に多いものです。そういうこともあってか、ヘバーデン結節は女性に多い病気で、患者さんの約９割が女性なんです」

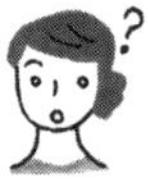

…「え！　そんなに？」

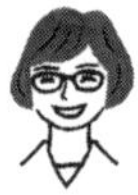

…「女性は男性に比べて骨の作りが小さくて弱いので変形しやすいというのも、女性の

患者さんが多い理由です。さらに、特に閉経後の50〜60代や、出産後に発症する人が多いことから、女性ホルモンの変化もこの病気の要因に挙げることができます」

痛みをやわらげることがヘバーデン結節治療の第一歩

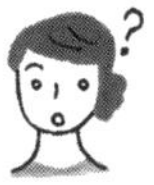

……「先生は先ほど治療法が確立していないっておっしゃいましたが、ヘバーデン結節外来では、どのような治療ができるのでしょう」

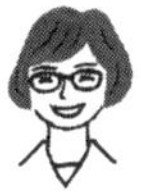

……「ペインクリニックでの治療は、まず痛みをやわらげるということから始まります。痛いと感じる部分の周りは〝痛みを伝える物質〟がたくさん出ているために、筋肉や関節が硬くなり、血管が縮こまってしまっています。痛ければ当然動かすこともできませんから、どんどん硬く拘縮《こうしゅく》（関節が固まって動きが悪くなる）していきます。するとまた血流が悪くなって痛みが増す……という負の連鎖に陥ってしまうのです」

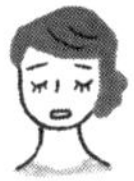

……「はい。仕事なので仕方なく、痛いのを我慢して動かしているだけで、とても自分から動かそうなんて思えません」

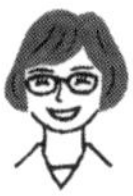

「でもつらい痛みがなくなれば、自然と手指が動かしやすくなりますよね。動かすことができれば、徐々に筋肉や血管の緊張がほぐれていきます。すると血液の流れや神経の機能が改善されて、だんだん患部の状態が回復してくるんです」

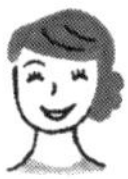

「なるほど……」

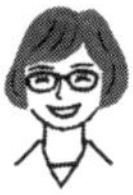

「血流がよくなると、栄養や酸素が指先にまで行き渡るようになって、筋肉や組織が柔らかくなってきます。そうなると自然に『指を動かしてみようかな』という気持ちになってくるんです。そして動かすことが指のリハビリにつながって、どんどんいい方向への連鎖に変わっていくのです」

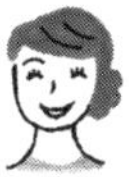

「そうか。痛みがやわらげば動かせるようになるんですね！」

痛みをコントロールするセルフケア＝10秒神経マッサージ

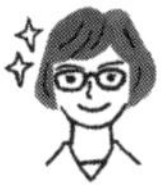

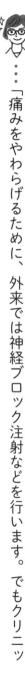

「痛みをやわらげるために、外来では神経ブロック注射などを行います。でもクリニッ

クに来なくても自宅で行えて、自分で痛みをコントロールできる方法はないか、と試行錯誤の末に考案したのが、10秒神経マッサージなんです。うちの外来にいらっしゃる患者さんには、ご自宅で毎日朝晩の2回、実践していただくように指導しています」

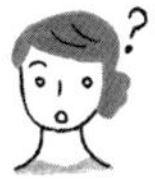

……「やり方は難しくないですか？　面倒くさがりな私にもできるかしら……」

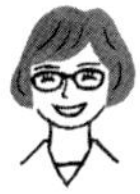

……「〝いつでも、どこでも、誰でもできるセルフケア〟にこだわって作ったので、とても簡単です。使うのは自分の爪だけ。7種類ありますが、1ケ所が10秒なので、痛みの出ている手に全部やっても所要時間は4分程度です」

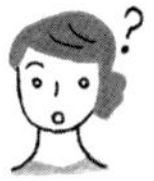

……「神経マッサージというと、ツボ押しみたいなものですか？」

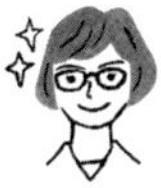

……「刺激が伝わりやすい体の表面から浅い部分で、神経と血管が並走しているところを〝神経ポイント〟と名付け、そこを爪を使って細かく刺激していきます。西洋医学と東洋医学、スポーツ医学、運動療法やマッサージ療法、整体……。私のこれまでの知識や経験の集大成が生んだマッサージです」

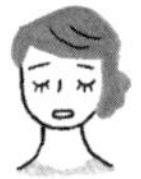

……「先生オリジナルのマッサージなんですね。でも私はクリニックに通えるところに住んでいるからいいけれど、遠くて外来に来られない人は、なんだか気の毒です」

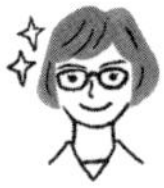

……「それこそ私がこの10秒神経マッサージを考案した理由なんです！」

誰でも簡単に実践できるように、専門医が考案したマッサージ

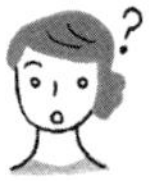

……「それって、どういうことですか？」

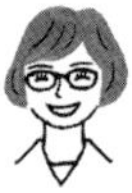

……「日本にも手指の病気を専門にしている整形外科医はいますが、大都市などを中心に少数です。住んでいる場所によって、そういう病院に通うことが難しい患者さんのほうが多いでしょう」

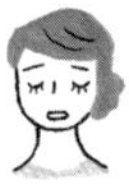

……「確かにそうですね」

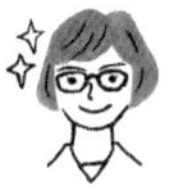

「私は、どこに住んでいようと、どんな状況にあろうと、すべての患者さんの苦しみを取り除いてあげたいという一心で、このマッサージを考えたんです。残念ながら変形してしまった指は元には戻りません。しかし専門医にかかることができなくても、この本に紹介したマッサージを実践すれば、誰でも、手指の痛みは自分でコントロールすることができるのです。これは多くの患者さんが証明してきた事実です」

「そうか。クリニックに来るのは難しい場合でも、やり方さえわかれば、マッサージは自宅で行うことができますものね」

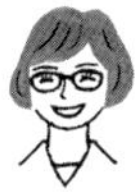

「それにヘバーデン結節は、見た目である程度の症状がわかるので、オンライン診療に向いています。実際、日本全国からオンライン診療で富永ペインクリニックを受診される患者さんもたくさんいます。こういうシステムも利用していただいて、痛みを我慢したりあきらめることなく、思い通りの人生を取り戻してほしいと思っています」

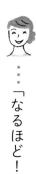

「なるほど！ 実は九州に住んでいる叔母が、手指が痛いと言って長いこと悩んでいるんです。早速オンライン診療を受けてみるように言ってみます」

セルフチェックで手指の病気を自己診断

あなたはどこに痛みを感じますか？

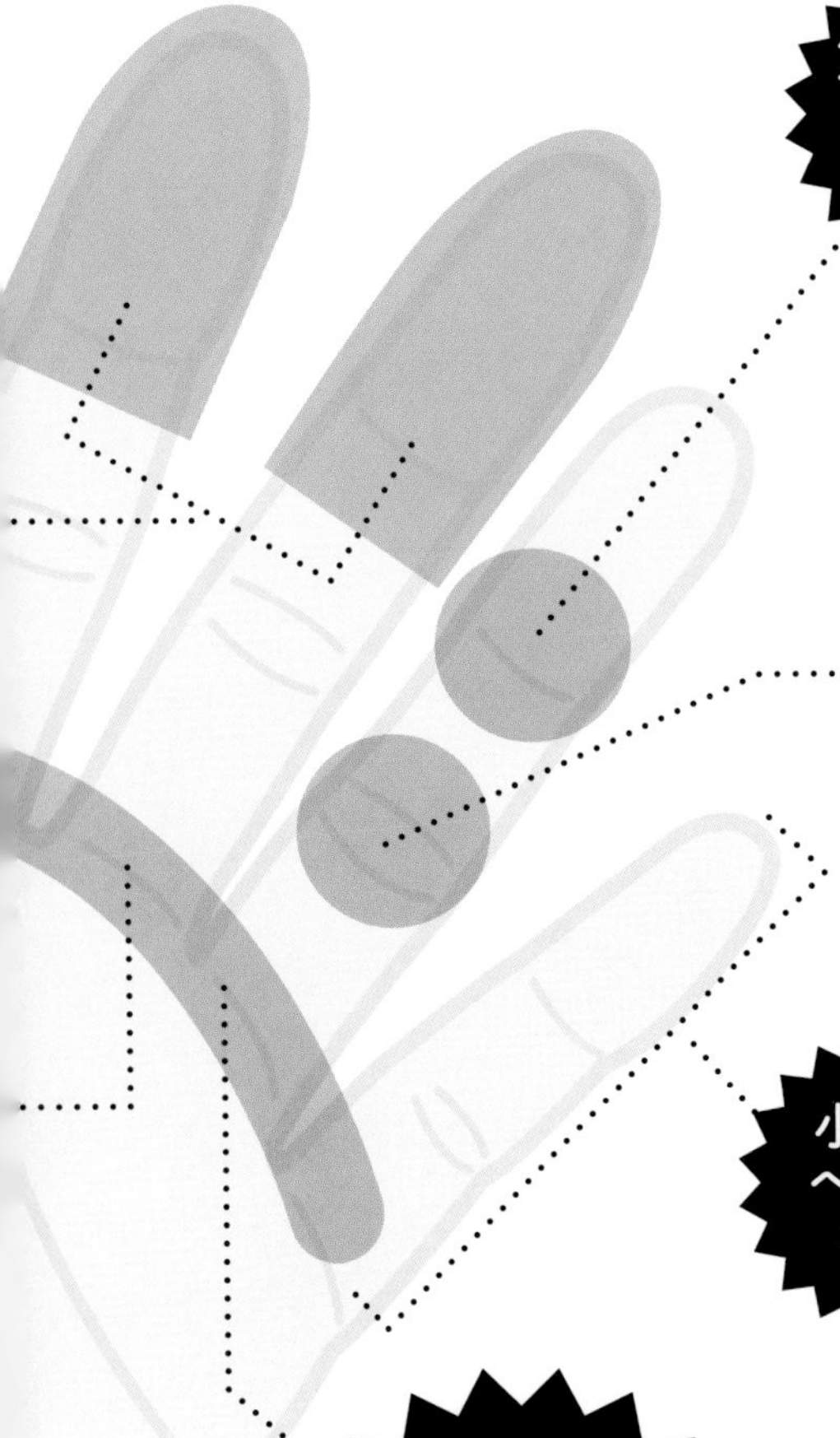

第一関節が痛む

ヘバーデン結節かも

詳しい症状&特徴はP38へ

第二関節が痛む

ブシャール結節かも

詳しい症状&特徴はP38へ

小指がへこむ、痛い

テキストサム損傷かも

詳しい症状&特徴はP50へ

薬指の付け根が痛む、指がスムーズに動かせない

ばね指かも

詳しい症状&特徴はP40へ

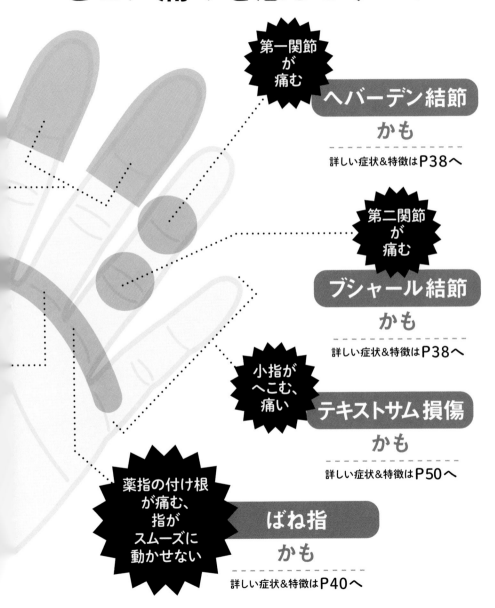

人差し指と
中指の指先に
しびれや
痛みがある

手根管症候群
かも

詳しい症状&特徴はP46へ

親指の
付け根が
痛む

母指CM関節症
かも

詳しい症状&特徴はP42へ

手首全体、
指の付け根、
手の中でも
特に大きい
関節が痛む

関節リウマチ
かも

詳しい症状&特徴はP48へ

手首が
痛む

ドゥケルバン病
かも

詳しい症状&特徴はP44へ

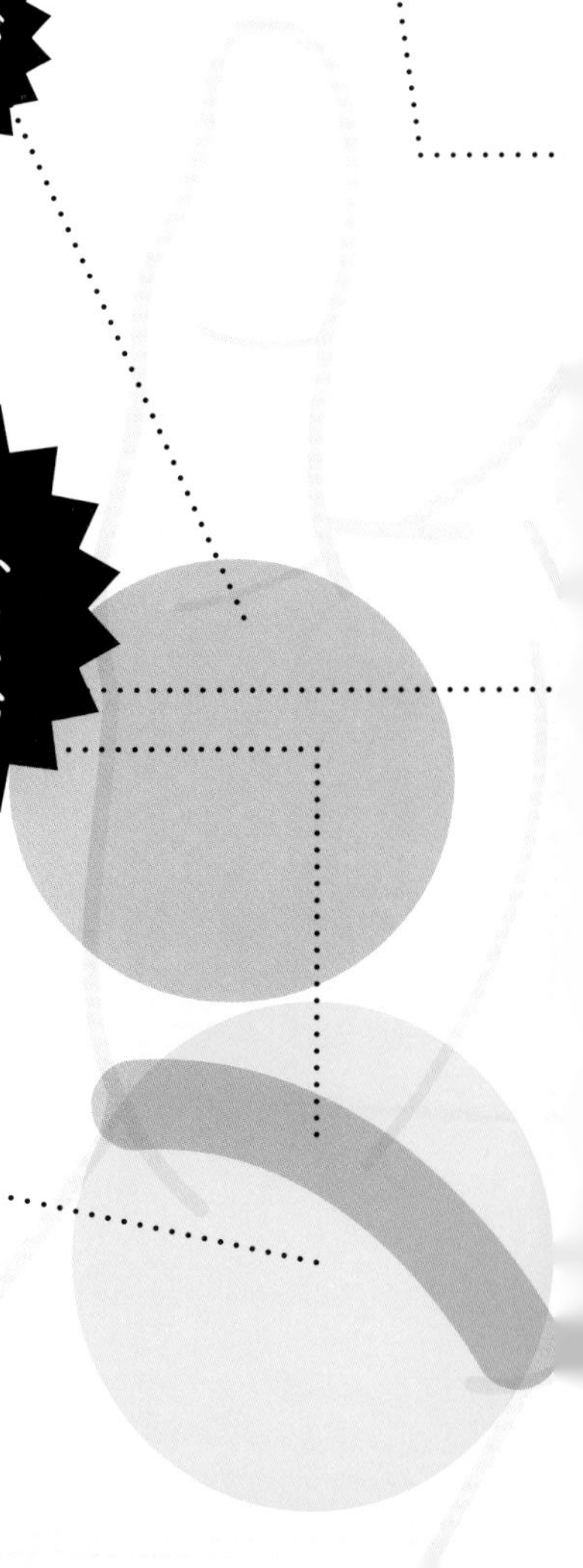

ヘバーデン結節／ブシャール結節

ヘバーデン結節のわかりやすい症状としては、手指の第一関節に、まずしびれるような違和感が表れます。その後、関節にコブ（結節）や、ぷっくりと水ぶくれのように見える腫れが現れてくることも。親指以外の4本の手指に現れることがほとんどで、関節周辺が徐々に腫れたり曲がったりしていきます。痛みよりも先に、まず関節が太くなってくる場合もあります。「最近、指が太くなってきたな」「第一関節が動かしづらいかも」「なんだかときどき痛い」などと思うことが出てきたら、ヘバーデン結節を疑ってみてもいいでしょう。放置してさらに症状が進むと、ジンジンとした痛みが続くようになり、やがて物に触れただけでも強い痛みが走るようになっていきます。

ブシャール結節は、これとほぼ同じ症状が、手指の第二関節のほうに表れるというもの。違いは、症状が表れる関節が「第一」か「第二」かだけのようなもので、病気の進み方もほぼ一緒です。同時に表れることもあり、どちらか一方だけの場合もありますが、治療のためやるべきことは同じ。放置せず、まずは10秒神経マッサージにトライしましょう。

おもな症状&特徴

- □ 指を動かすたびに痛み、指先がしびれる
- □ 指の第一関節 or 第二関節にコブ（結節）ができる
- □ 指にぎゅっと力が入れられない
- □ 特に朝、指がこわばって動かしにくい
- □ 指先が特に冷える

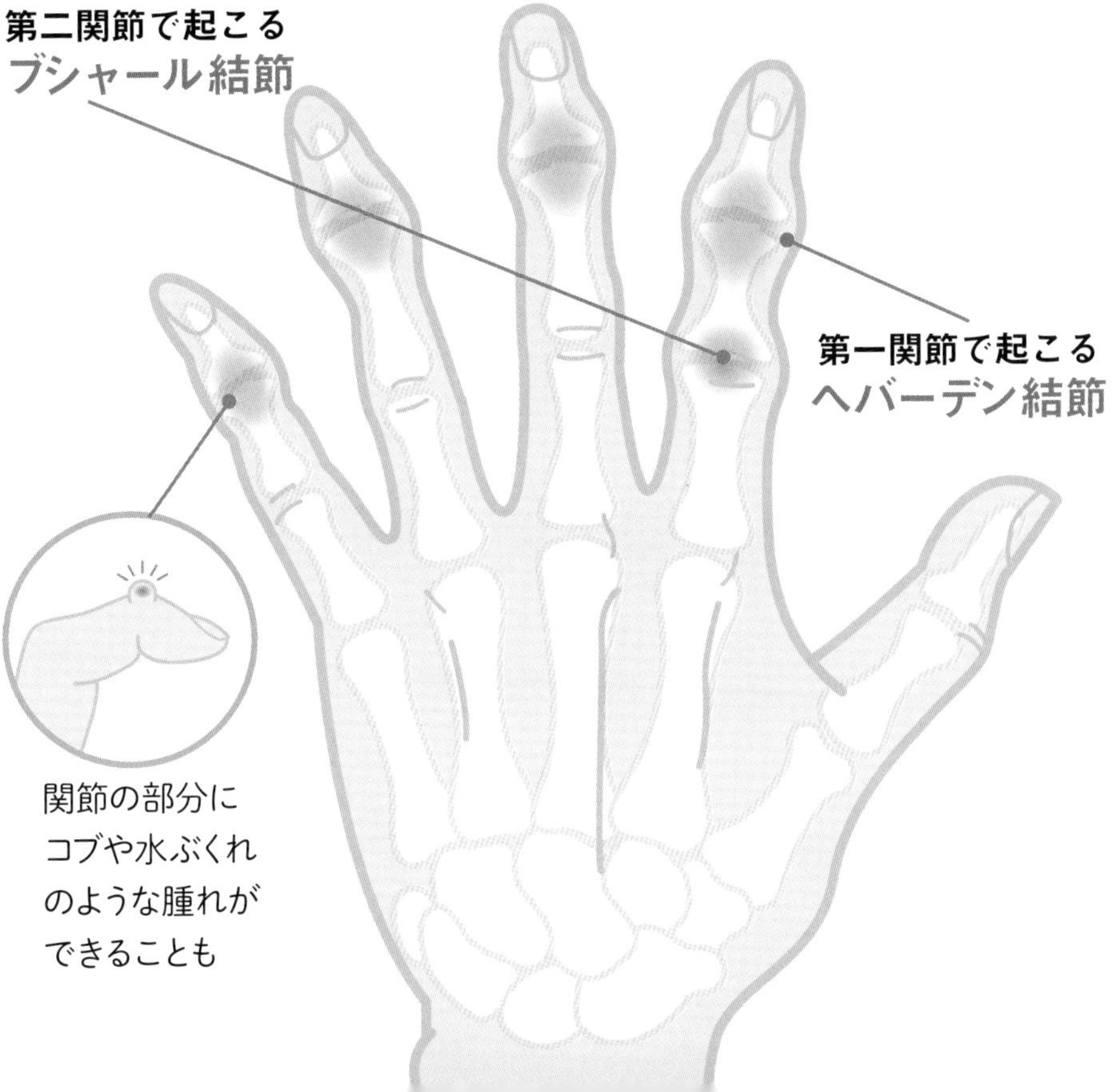
第二関節で起こる
ブシャール結節
第一関節で起こる
ヘバーデン結節
関節の部分に
コブや水ぶくれ
のような腫れが
できることも

ばね指

ばね指は、仕事や家事のほかにも、スマートフォンやパソコンなどの使用で手指を使い過ぎると起こりやすいと言われています。そもそも指が動くのは、筋肉が縮んで骨を引っ張り、関節を動かしているからです。筋肉と骨をつないでいるのが「腱」とよばれる組織で、この腱の働きによって、手指のスムーズな動きが行われているのです。

しかし手指を酷使し過ぎると、この腱に炎症が起こってしまいます。同時に腱を包んでいる「腱鞘《けんしょう》」という組織ともこすれあって摩擦が生まれ、両方に炎症が起こりやすくなることに。こうして痛みや腫れが生じるのが、手指の「腱鞘炎」なのです。

さらに、腱鞘炎で痛みが起こっても手指を使い続けると、腱が厚くなって指の曲げ伸ばしがスムーズにいかなくなります。それを無理に動かすと、指が「ばね」のようにカクンと跳ね上がる現象が起こり、これが「ばね指」と呼ばれる症状です。

手指の使い過ぎのほかに、更年期や妊娠中など、女性ホルモンの変化によっても起こることを知っておきましょう。

おもな症状＆特徴

- □指の曲げ伸ばしがしにくい
- □引っかかりを感じ、ばねのように指が跳ね上がる
- □曲げていた指を伸ばそうとすると指が跳ね上がる
- □指に痛みや腫れがある
- □親指、中指、薬指に起きることが多い

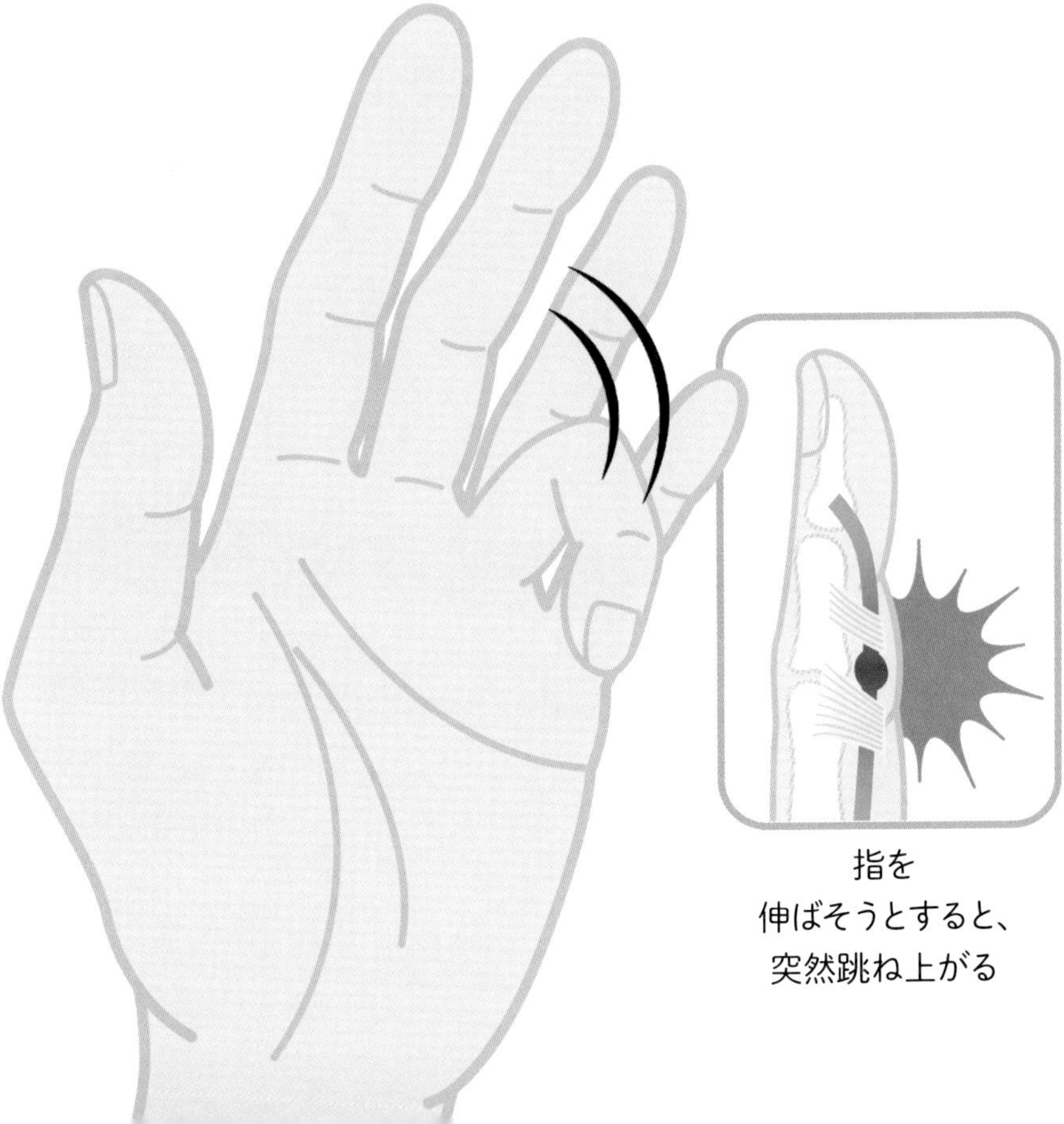

指を
伸ばそうとすると、
突然跳ね上がる

母指CM関節症

母指とは親指のこと。親指以外の指は曲げる、伸ばすといった動きしかできませんが、親指だけは「ねじる」という動きを行うことができます。そして「ねじる」動きを支えているのが、親指の付け根にある「CM関節」。このCM関節を使い過ぎると炎症が起こり、関節の軟骨がすり減ってきてしまいます。この状態が続くと親指を動かしにくくなり、物をつかんだり、ひねったりする動作がうまくいかず、痛みを感じてしまうというものです。ペットボトルの蓋を開ける際に痛みが走ったり、包丁で物を切るのがつらくなった……という場合には要注意。さらに痛みを放置していると、親指の付け根周辺が腫れ、ふくらんでしまうこともあります。親指の動かせる範囲がより狭くなっていき、日常生活にストレスを感じるようになってしまうのです。

この症状の原因のひとつに、スマートフォンを片手で持ち、親指だけでスクロールするなど親指ばかり酷使することが挙げられます。無症状のまま進行することもあるので、親指に負担をかけないよう、同じ指ばかり使わないことを意識するのも大切です。

おもな症状＆特徴

- □指で物をにぎったりつまんだり、親指をひねるときに親指の付け根に痛みを感じる
- □包丁で硬い物を切るときなどに痛む
- □ペットボトルや瓶の蓋などを開けるときに痛む
- □親指関節の骨が変形し、親指の付け根が腫れてふくらんでくる
- □さらに進行すると親指の付け根が痩せてくる
- □片手でスマホを持ち、親指で操作する人に多く見られる症状

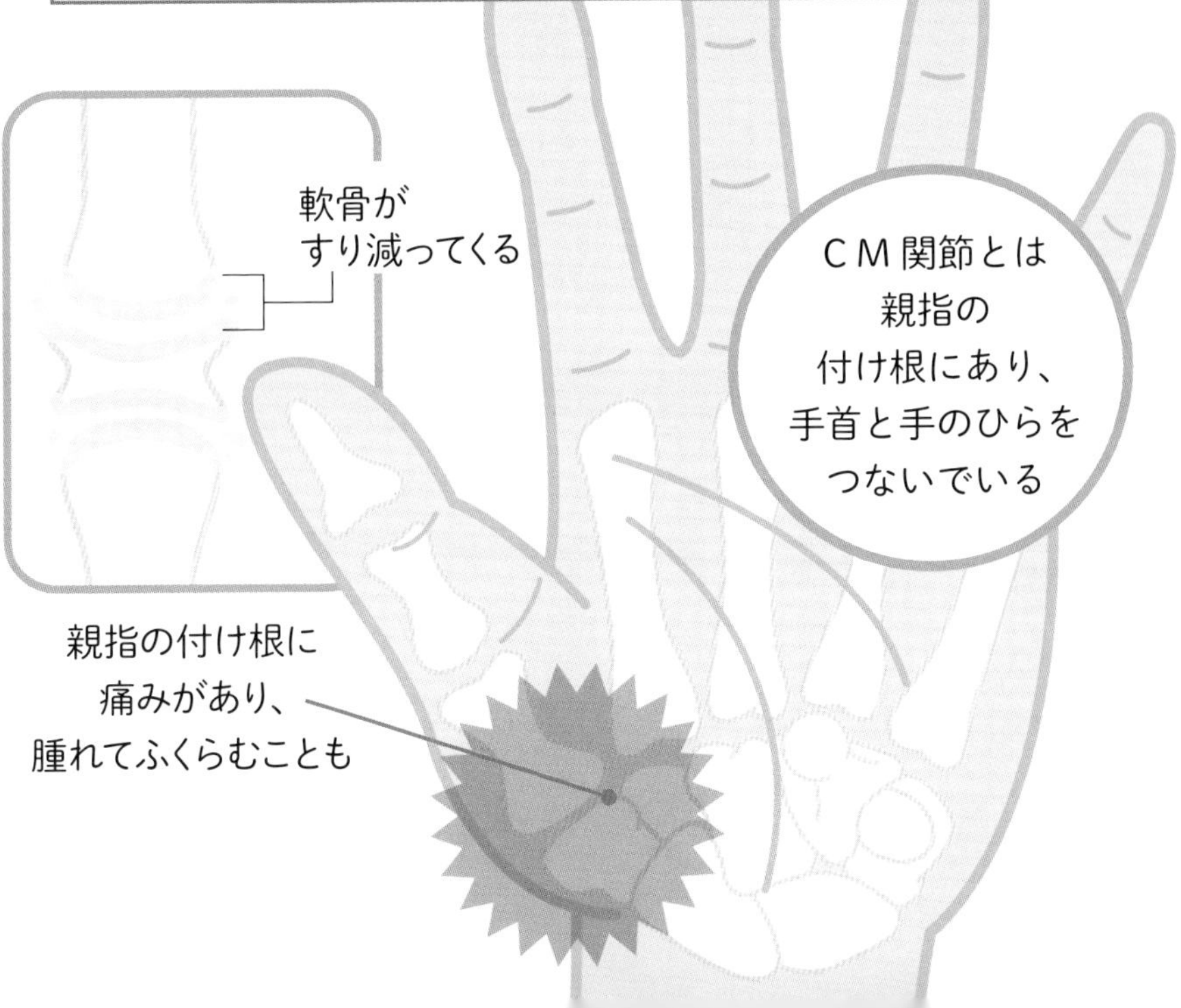
軟骨がすり減ってくる
CM関節とは親指の付け根にあり、手首と手のひらをつないでいる
親指の付け根に痛みがあり、腫れてふくらむことも

ドゥケルバン病

手首の使い過ぎなどによって、腱や腱鞘に炎症が起こる「腱鞘炎」の一種が、ドゥケルバン病です。手指を酷使する演奏家やスポーツ選手、長時間パソコンのキーボードを打つ仕事に携わる人に多く見られます。

親指を広げたり、動かしたり、パソコンのキーボードを打とうとすると、手首の親指側に痛みが走るのが特徴です。親指は、物をつかむ・ひねるなど日常生活のさまざまなシーンで使われるので、普段の生活に支障やストレスが生まれてしまうのが厄介です。親指を広げたときに痛む人は、悪化させないよう注意したほうがいいでしょう。

また、手指を使い過ぎていない人でも、妊娠中や更年期など、女性ホルモンのバランスの変化でドゥケルバン病の症状が出ることもあるので要注意。炎症が治まるまで、痛むほうの手首を極力使わないようにし、サポーターなどで保護して親指の負担を減らしてあげることが肝心です。しかし日常生活では、ついつい親指を使ってしまうことも多いもの。併行してセルフケアとして、10秒神経マッサージも行うといいでしょう。

おもな症状＆特徴

- □物を持ったときに手首にピリッと痛みを感じる
- □親指を広げたり、力を入れたりすると手首の親指側に痛みを感じる
- □妊娠中や産後、更年期の女性に多く見られる症状
- □手首や手指をよく使う仕事の人、スポーツなどによる使い過ぎで起きやすい

簡単チェック法

手のひらを自分に向け、手をグーに握る。その状態で、手首から小指側に手を傾けたとき、痛みを感じたら、ドゥケルバン病の可能性があります。

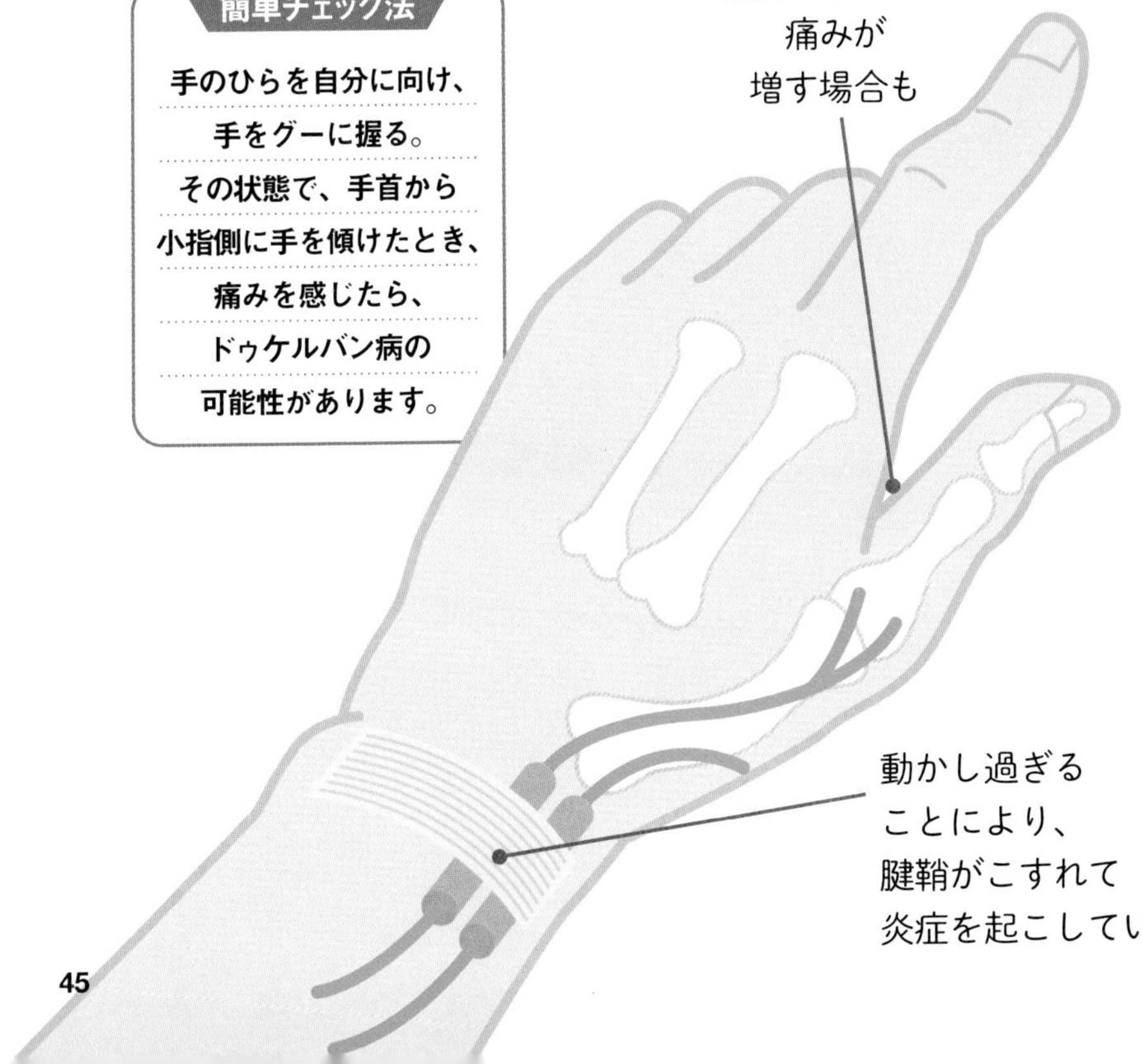
親指を動かすと
痛みが
増す場合も
動かし過ぎる
ことにより、
腱鞘がこすれて
炎症を起こしている

手根管症候群

「手根管《しゅこんかん》」とは、手首の内側の付け根あたりにある、トンネル状の空間のこと。この手根管の中を通っているものに、腱や、関節がスムーズに動くためのクッションとなる「滑膜《かつまく》」、そして手指の神経があります。この中が圧迫されると、中を通っている神経も圧迫されてしまい、痛みが引き起こされるのが「手根管症候群」です。

症状としては、手のひら側の親指から薬指にかけてしびれや痛みが走ります。特に人差し指と中指の先のほうに、強く痛みが出ることが多いのも特徴です。寝ている間に腱がむくんで手根管を圧迫してしまうため、朝にしびれを感じる人もこの疾患を疑ってみてもいいでしょう。また、しびれを感じたときに手を振ると痛みがやわらぐことも多いようです。

手根管の中を圧迫する原因としては、手指の使い過ぎのほか、女性ホルモンの変化も挙げられます。女性ホルモンのひとつ、エストロゲンが減ってしまうと、滑膜が腫れて手根管の中を圧迫し、神経も圧迫されて痛みが起こると言われます。そのため、エストロゲンが激減する更年期や妊娠中、出産後の女性にも多く見られます。

おもな症状＆特徴

- □親指から薬指の半分にかけて痛みやしびれが起こる
- □特に人差し指と中指の症状がきつい
- □指で物をつまむ動作がしにくくなる
- □親指の付け根のふくらみが痩せてくる
- □更年期以降の女性に多く見られる症状

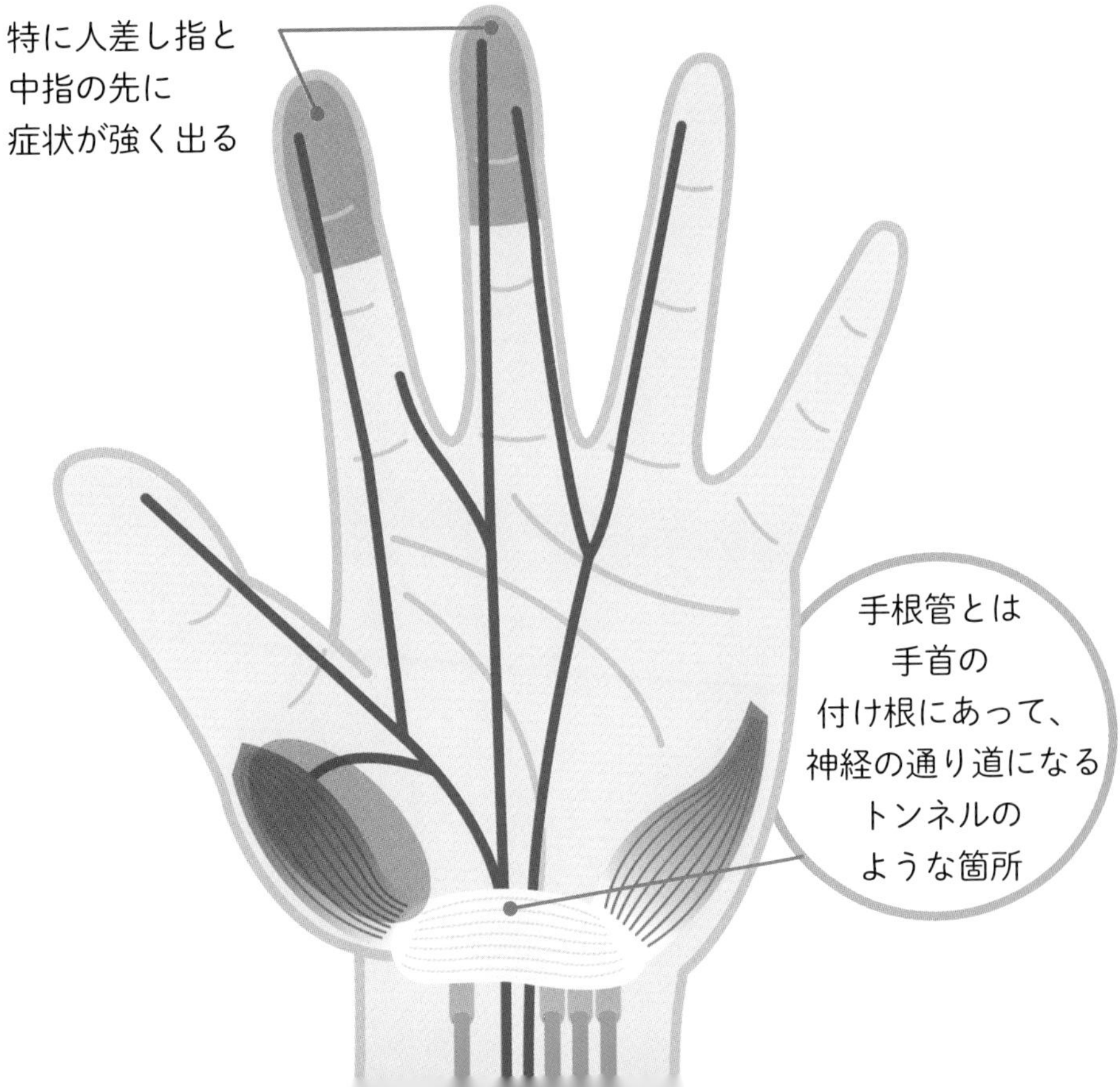
特に人差し指と
中指の先に
症状が強く出る
手根管とは
手首の
付け根にあって、
神経の通り道になる
トンネルの
ような箇所

関節リウマチ

手指が痛み、関節に腫れや変形が起こるなど、症状はヘバーデン結節とよく似ています。ただし、手指の使い過ぎなどとは関係なく、関節リウマチは自己免疫疾患のひとつです。自己免疫疾患とは、体にもともと備わっている免疫機能（病気と闘う力）が乱れ、正常な細胞にも過剰に反応してしまうために起こる症状です。

関節リウマチの場合は、関節を包んで守っている「滑膜」という組織を免疫が攻撃してしまい、炎症が起こります。滑膜に炎症が起こると手足の指の関節が腫れて痛み出し、進行すると滑膜に包まれた骨まで破壊されて、変形がひどくなってしまいます。手指だけでなく、ひじやひざなど全身の関節に広がっていき、痛みやしびれなどとともに、だるさや微熱、筋肉痛なども起こってくるのが厄介です。

遺伝的な要因で発症すると言われ、30代、40代の女性に多く見られるのが特徴です。血液検査やエックス線検査などで診断でき、抗リウマチ薬などでも治療できるので、心当たりがある場合には、医療機関で速やかに受診しましょう。

おもな症状&特徴

- □ 関節に痛みやしびれが起こる
- □ 関節が変形する
- □ 指全体がむくんで腫れぼったくなる
- □ 手指だけでなく、全身の関節にも症状が表れる
- □ だるさ、筋肉痛、微熱、食欲不振などの症状も伴う

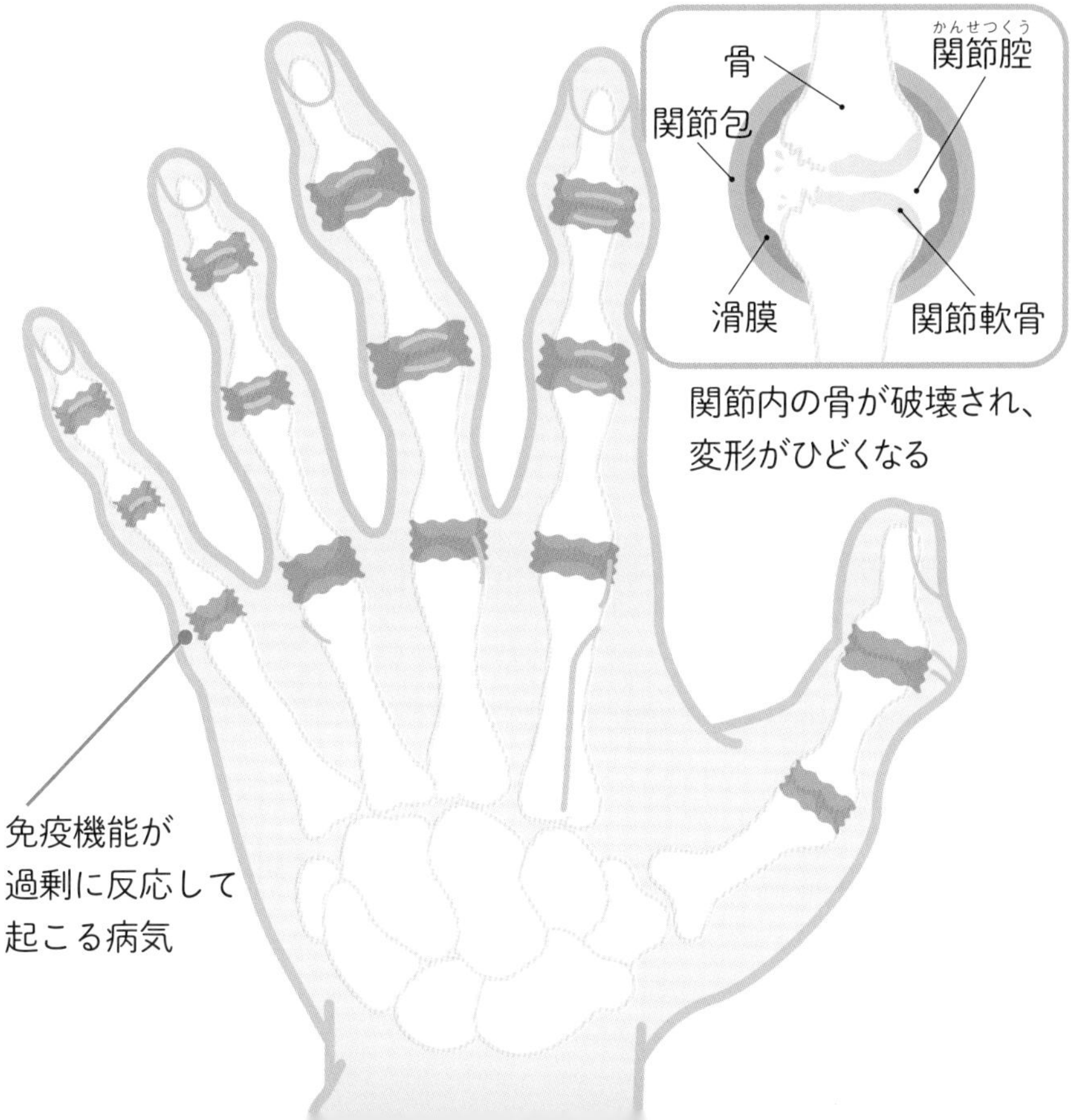
骨
関節腔《かんせつくう》
関節包
滑膜
関節軟骨
関節内の骨が破壊され、
変形がひどくなる
免疫機能が
過剰に反応して
起こる病気

テキストサム損傷

スマートフォンや携帯電話を長時間にわたって使用することで、小指に負荷がかかり、痛みやしびれが起こる症状を「テキストサム損傷」と呼びます。小指が強く痛んだり、小指の第一関節と第二関節の間がへこみ、変形してしまうといった症状が多く見られます。

これはスマートフォンを片手で持ち、ひっかけるようにして小指で支えたり、長時間ずっとそのままの状態を続け、小指に負担をかけ過ぎることが原因のひとつと言われます。

正式には「テキストサム損傷」という病名があるわけではなく、腱鞘炎の一種です。もともと欧米で生まれた俗語で、スマートフォンやゲームで親指（サム・ｔｈｕｍｂ）を酷使する人が多くいた状況から生まれたと言われます。日本で使われ始めたのはごく数年前からで、スマートフォンの使い過ぎに対する注意のため、携帯電話会社がツイートした結果広まったとか。とはいえ正式な病名ではなくとも、スマートフォンの使い過ぎによる小指への負担は考えたいもの。指や手首に痛みを感じたら、持ち方を変える、落下防止グッズを使う、軽量化する、少し休むなど、悪化させないケアを心がけましょう。

おもな症状&特徴

- □小指がズキズキと痛む
- □小指の第一関節と第二関節の間がへこむ
- □スマホを小指で支えて片手持ちする人がなりやすい
- □大きいサイズのスマホを使っている人に多く見られる症状

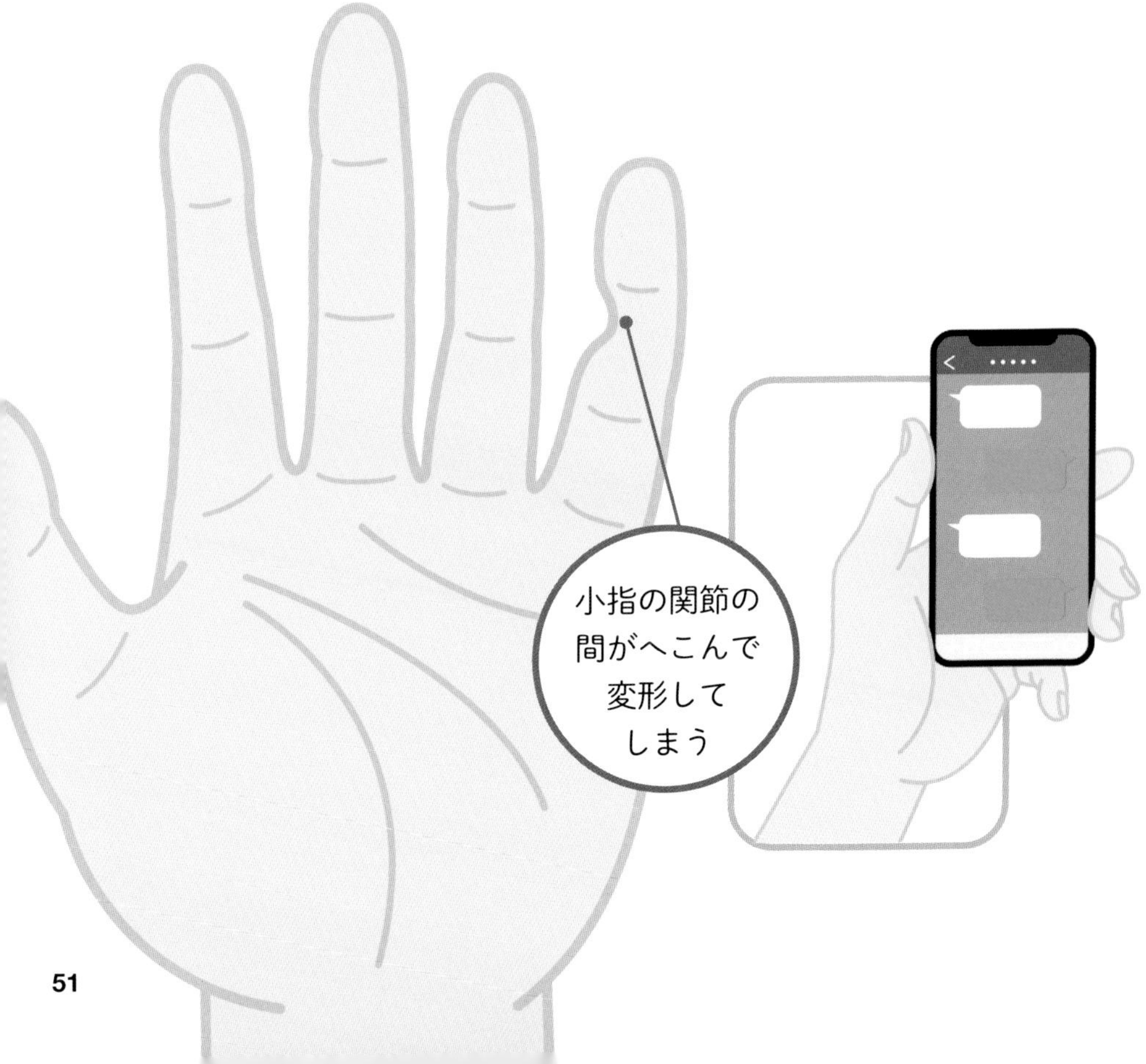

手指や手首のトラブル
こんな病気の疑いもあるので要注意

●糖尿病

生活習慣病のひとつで、血液中の糖（ブドウ糖）を代謝するインスリンの働きが悪くなることが原因。血糖値が高い状態が続くことで血管が傷つき、神経障害や腎障害、網膜症などが起こることも。神経障害として手指のしびれや痛みも出ます。

おもな症状

血管が傷つくため血液や酸素、栄養分が体に届きにくくなります。血管が細い指先はダメージを受けやすく、しびれを感じることも。だるい、のどが渇く、皮膚のかゆみなどの症状が出たり、上記の合併症が起こることも。

●脳梗塞

脳の血管が詰まり血液が脳全体に行き渡らなくなり、脳が損傷する病気。片方の指先や体の半身にしびれを感じたり、顔に麻痺が出たり、言葉がうまく出てこないような場合は迷わず受診を。命に関わる場合もあるので見過ごさないで。

おもな症状

片方の指先や半身にしびれが出る、片方の手足が動かせなくなる、ろれつが回らないなど。脳梗塞のしびれは指先だけでなく腕や脚、顔面と広範囲に起こりやすいので、病気のサインを見逃さないようにしましょう。

●頸椎症・椎間板ヘルニア

首の神経が圧迫されることで、手指に痛みやしびれが表れる病気。首にある頸椎が変形するのが「頸椎症」で、7つの頸椎の間にある椎間板が、本来の位置から飛び出してしまうのが「頸椎椎間板ヘルニア」。これらが神経に作用します。

おもな症状

腕、手、指へとつながっている神経は頸椎から伸びています。このため、頸椎が変形したりして神経を圧迫すると、肩や腕、手指の痛みにつながります。うつむくことが多い人、姿勢の悪い人もなりやすいので注意して。

●自己免疫疾患

関節リウマチ（48ページ）のように、もともと体に備わっている免疫力が誤作動し、自分の細胞を攻撃してしまう病気です。関節リウマチのほか、全身性エリテマトーデス（SLE）など多数の病気があり、発熱など症状も多岐にわたります。

おもな症状

手指に起こる症状は痛みやしびれ、こわばり、変形など。そのほか皮膚の発疹や全身の関節の痛み、発熱や倦怠感など、部位も症状も多様。進行すると骨も壊され、変形がひどくなるケースもあるので要注意です。

●頸肩腕《けいけんわん》症候群

首や肩、腕などに痛みやしびれが出ているのに、検査をしても原因がわからない場合に使われる総称。手や腕、胸などの筋肉の使い過ぎ、交通事故やむちうちの後遺症などが原因となっている場合もあります。

おもな症状

首・肩・腕や手指に痛みやしびれ、だるさ、知覚異常などが起こります。片頭痛を持っている場合もありますが、原因の特定が難しいケースも。症状を抑えるため、鎮痛剤の服用や神経ブロック注射を行う場合もあります。

●更年期障害と産後

女性ホルモンのひとつ、エストロゲンの減少によって、体にさまざまな不調が起こるのが更年期障害です。手指のトラブルも起きやすく、更年期だけでなく、ホルモンの分泌が変化する出産後や授乳期に同様の症状が出ることも。

おもな症状

のぼせやほてり、汗が止まらない、不眠やイライラするなど症状はさまざま。手指の痛みやしびれ、こわばりなども多く見られます。最近ではホルモン補充療法やサプリメントもあるので、我慢し過ぎず治療しましょう。

第2章

即効で痛みがやわらぐ！「10秒神経マッサージ」

どうして手や指に痛みを感じるのでしょうか

人が手を使って細かい作業をしたり、手先の感覚を繊細に感じ取れるのは、指先まで張り巡らされている神経の働きによるものです。頸椎から出て、ぐるりと腕の中を通っている神経には、おもに大きな3つの神経があります。手や指の痛みは、この3つの神経を通して感じ取っていることをまず知っておきましょう。

手指につながっている神経は、おもに正中《せいちゅう》神経、橈骨《とうこつ》神経、尺骨《しゃっこつ》神経の3つです。この3つは頸椎から出て首から腕を通り、指先へとつながっています。まさに、首と手は、神経を通してつながっているのです。それぞれの神経の詳しい通り道と、手指のどの部分に関わっているのかは、56、57ページの図を見てください。

この3つの神経が首からつながっているため、首周辺に不調がある場合には、手指にも痛みやトラブルが起こることが多いのです。そのため、普段から肩こりや首の骨がまっすぐになってしまうストレートネックなどの不調を持つ人は、同時に手指にも痛みを感じる、という声がよく聞かれます。そこで富永ペインクリニックでは、まず最初にX線などの検査を行って、頸椎に異常がないかを調べます。頸椎で起こっている変形がどの位置にあるかによって、どの手指にしびれや痛みが起こりやすいかを予測することができるからです。

また、神経は体の左右対称に走っているため、もし右側に症状があった場合は、左側にもそのうち症状が出てくるようになるケースも多いのです。あらかじめこのような手や指に関する仕組みを知っておけば、痛みに対処する助けとなります。

手指の痛みが出る位置と関わる神経

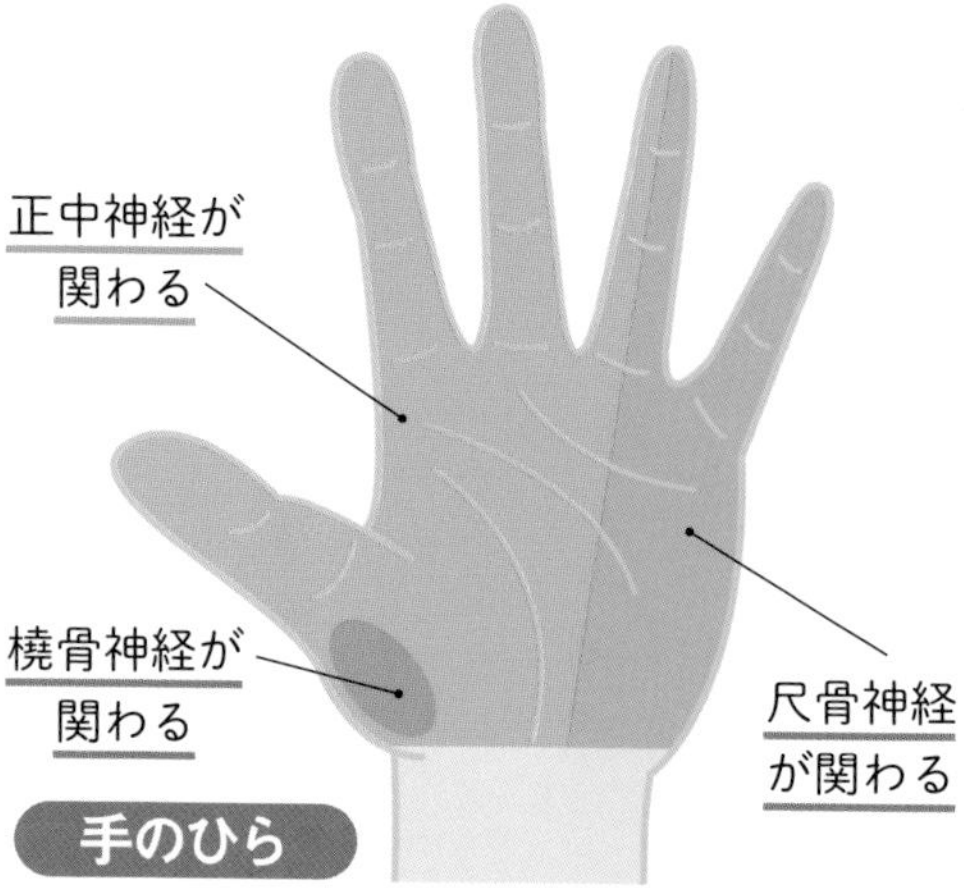

緑色の親指・人差し指・中指、薬指の中指側は正中神経。青色の親指付け根は橈骨神経、ピンク色は尺骨神経が関わる。

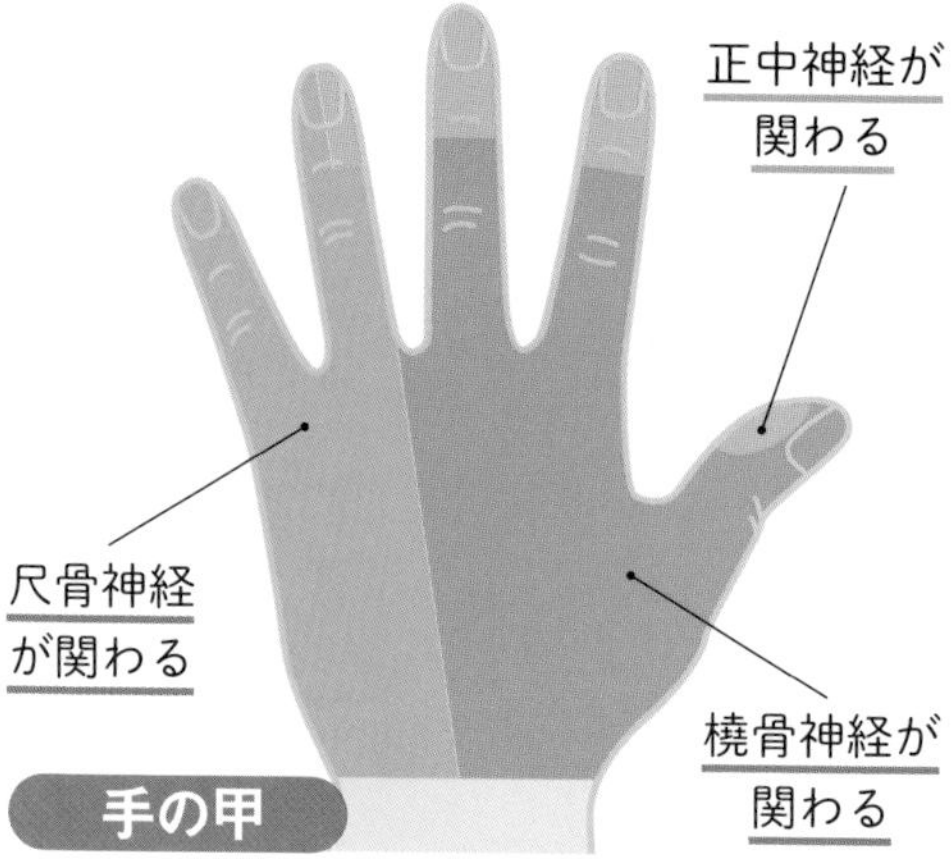

青色の手の甲の親指・人差し指・中指は橈骨神経。緑色の指先は正中神経、ピンク色は尺骨神経が関わっている。

手指の痛みに関わる 3つの神経

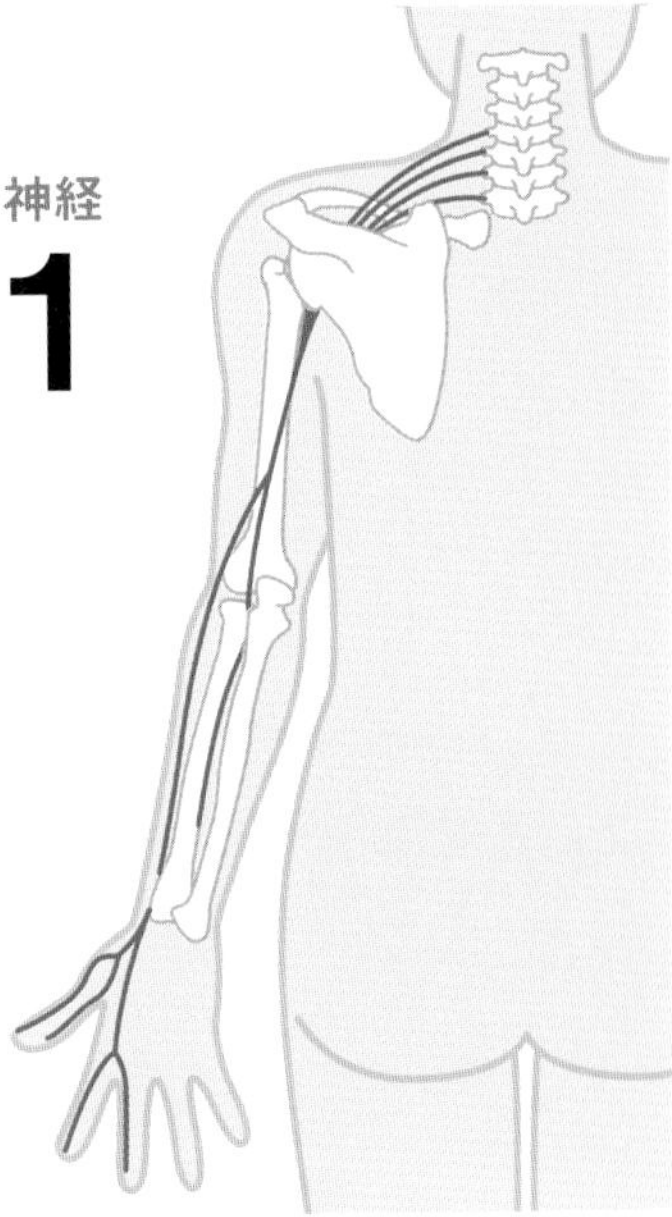

神経 1

橈骨神経

首から出て鎖骨の下を通り、わきの下から二の腕の骨の外側、手の親指・人差し指・中指へと続く神経。正中神経と並び大きめの神経とされる。

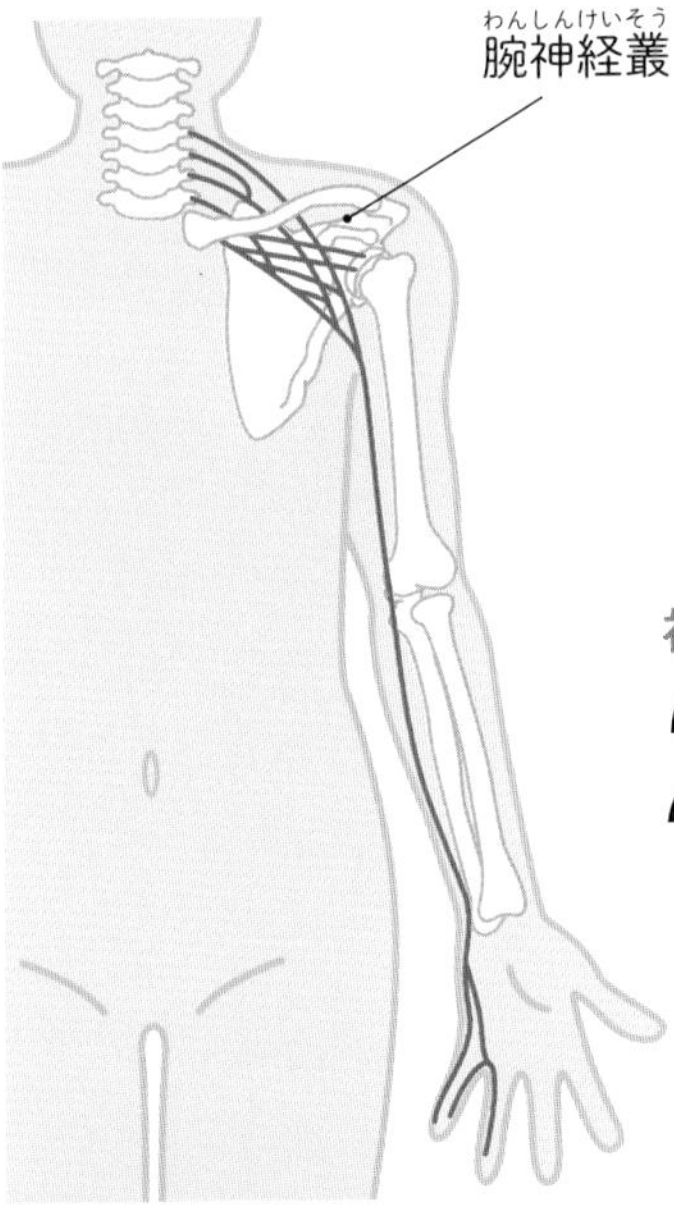

神経 2

尺骨神経

首から鎖骨の下を通って、上腕から腕の内側を経て、手の小指と薬指の小指側へと向かって走っている。小指と薬指半分の感覚を伝える。

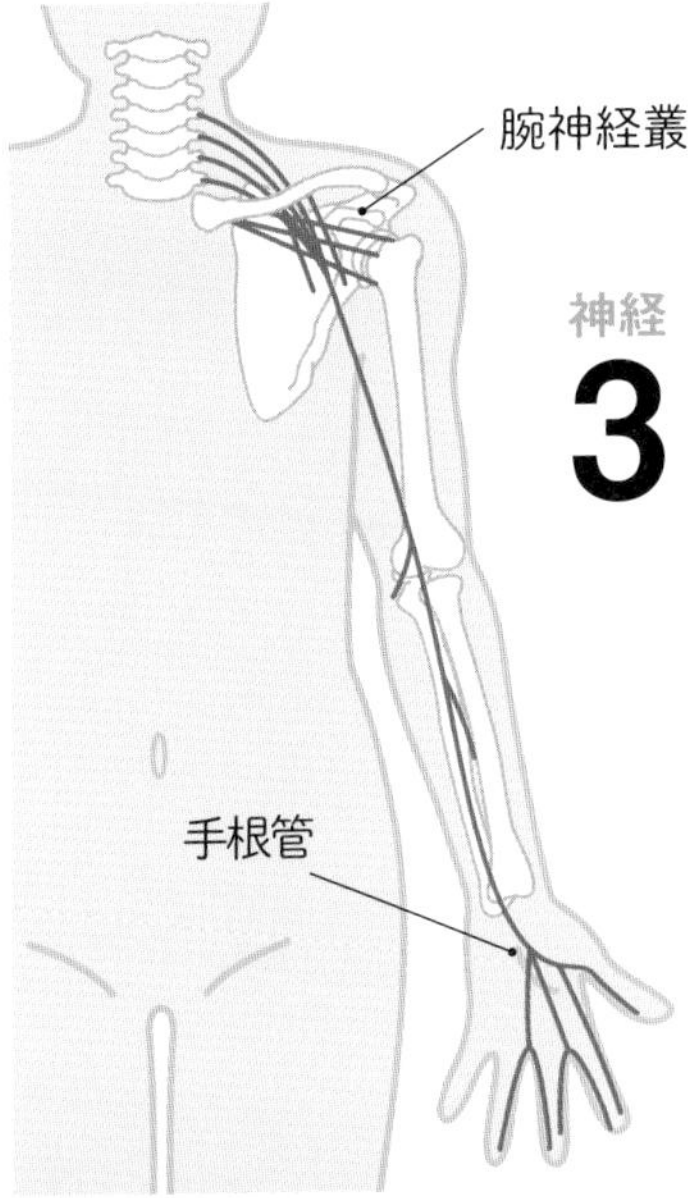

神経 3

正中神経

首から出て鎖骨の下を通り、上腕の内側を下ってひじの内側。さらに、前腕の外側を通って手の関節部分へ至り、手根管から手のひらへと続く神経。

10秒神経マッサージはヘバーデン結節外来のプロセスの一環にもなっています

私のクリニックのヘバーデン結節外来を受診するみなさんは、どのようなプロセスで治療していくのか、おおまかな流れを紹介します。まずは、初診では問診から。「いつから痛いか」「どのくらい痛いのか」「首や肩の不調はあるか」「手指を酷使する仕事か」「飲んでいる薬はどうか」などを聞き取っていき、患者さんの現在の状況をしっかりと把握します。

問診が終わったらブロック注射治療や近赤外線治療を施し、「10秒神経マッサージ」のやり方をレクチャーします。ヘバーデン結節外来では、このマッサージをご自宅で毎日行っていただくことが、治療の大切なプロセスのひとつ。そこで自分一人でも行えるよう、押し方や強さ、手順などを丁寧に指導します。このときに、その場で指の痛みがやわらいだことに驚かれる人もたくさんいます。また、オンラインでの受診もできます。スマートフォンやパソコンを使って1週間ごとに受診していただき、ご自宅に郵送で薬が届きます。保険も適用できるので、遠方で通院が難しい方は利用してください。

ヘバーデン結節外来での治療の流れ

直接来院、オンライン診療ともに可能

初診

問診

最初に患者さんの状態を確認します。痛みのレベルや頻度をはじめ、既往歴や合併症、飲んでいる薬などもチェック。首のトラブルがないか、普段の手指の使い方も聞き取ります。

↓

「10秒神経マッサージ」のやり方を指導

自分一人でも行えるよう、手順ややり方をレクチャーします。しっかり効果が得られるように、刺激するポイントや強さなどを伝え、コツを覚えていただきます。

↓

神経ブロック注射・薬の処方

首・肩の神経が走っている部分に、神経ブロック注射を施します。これによって「痛みの通り道」をブロックするほか、状態によっては痛み止めなどの薬を処方するケースも。

↓

自宅で朝晩２回、「10秒神経マッサージ」を行う

↓

外来を再診（２～４回）

↓

症状により期間は異なるが完治を目指す

10秒神経マッサージを行うとなぜつらい痛みが改善するのでしょうか

ヘバーデン結節の痛みの症状を改善させるために考案したのが「10秒神経マッサージ」。これは、手指の表面近くを通っている神経ポイントに10秒間刺激を加える、という方法です。このメソッドを実行することで、多くの患者さんが実際に痛みを軽減できたのはなぜでしょうか？　その仕組みをご説明しましょう。

そもそも指先がしつこく痛むのは、痛みの「悪循環ルート」のせい。「痛みが指の関節や筋肉を硬くし、血管を収縮させてしまう」→「血流が悪くなるため、酸素や栄養分が体に届かなくなる」→「患部の組織が痩せて硬くなり、痛みがますます強まる」という負のスパイラルができあがってしまっているのです。ところがこのマッサージで神経ポイントに刺激を与え、痛みをやわらげることで、痛みの悪循環を断ち切ります。痛みがやわらぐと関節や筋肉がゆるみ、血行も回復して、痛み物質も洗い流されていきます。負のスパイラルから、痛み解消へと向かう道筋が作られていくのです。

10秒神経マッサージ3つの特徴

1 痛みの専門医が考案した独自のマッサージ

ペインクリニックで長年、多くの方々の手指の痛み、しびれを診察してきました。その経験をもとに、瞬時に痛みをやわらげる方法として独自に考案したのが「10秒神経マッサージ」です。そして〝いつでも、どこでも、誰でも簡単に痛みをコントロールできるセルフケア〟という点にもこだわりました。

2 マッサージの効果を手指の痛みやしびれに応用

体の痛い部分に手を当ててさすると、痛みがやわらぐのは科学的にも証明されています。皮膚をさすると皮膚表面の神経から脳に「心地いい」という情報が伝わります。さらに力を入れてもむと、筋肉の緊張がほぐれ、血行がアップしてリラックス効果が得られるというマッサージの効果に着目しました。

3 痛みをやわらげる「神経ポイント」の発見

筋肉や関節を動かす運動神経と、痛みを伝える知覚神経。手指にはこの2つの神経が、体の表面から浅い位置で並行して走っているポイントがいくつかあります。それを「神経ポイント」と名付けました。ここを刺激することで、運動神経と知覚神経に同時にアプローチすることができるのです。

無理せず、気軽に、気長に。毎日続けることが大切です

マッサージを施すのは10秒です。体の表面に近いところを走る神経に、瞬発的に刺激を与えるために行うので、10秒で十分。早く治りたいからと長時間押したりすると、痛みで体を緊張させる働きのある交感神経が活性化します。すると、血流が悪くなるので、筋肉や関節も硬くなり、かえって痛みを悪化させてしまうのです。ですから、基本的には時間を長くしたり、勝手に回数を増やさないようにしましょう。1ヶ所につき10秒、朝と晩に1回ずつ行います。強度や時間を増やすよりも、「毎日続けること」が一番効果的。その積み重ねこそが、痛みを減らしてくれるのです。ただ、例外的にとても痛みが気になるときに痛み対策として行うのはＯＫ。自分で簡単に痛みやしびれをコントロールできるのもこのマッサージの魅力なので、痛みが強い際には朝晩以外にも66、68、70ページなどの箇所に行ってみましょう。基本は朝晩1回ずつ、10秒ずつ行う。しかし痛みがひどいときには我慢しすぎず、このマッサージで痛みを逃がし、痛みのスパイラルを回避しましょう。

10秒神経マッサージの要注意ポイント

皮膚に傷・変色があるときはお休み

家事や仕事などで手指に切り傷を負った場合などは、傷が回復するまで休みましょう。

血液サラサラの薬を飲んでいる人は要注意

「抗血小板薬」や「抗凝固剤」などの薬を飲んでいる人は皮下出血を起こすことがあります。

長時間続けてやらない

効果を急いで長時間し過ぎると、交感神経が活性化して血流が悪くなり、痛みが増すことも。

爪の先を丸く・短くしてから行おう

爪が長くとがっていると、皮膚を傷つける可能性が。やすりなどでケアしてから行って。

前向きな気持ちで丁寧に

「どうせ治らない」と思うとマッサージも雑になりがち。前向きに丁寧に行いましょう。

10秒神経マッサージを成功させる3つのやり方のポイントを押さえましょう

神経には、痛みやしびれなどを伝える「知覚神経」と、体を動かす指令を伝える「運動神経」があります。このふたつがどちらとも関わる「神経ポイント」を的確に刺激することで、痛みを緩和させるというのが、このマッサージの方法です。ですから、やり方は簡単ですが、押す位置や押し方、時間などを守ることで、より効果を感じることができます。

まずひとつ目のポイントは、指の腹ではなく、爪を立てて行うこと。神経ポイントに的確に刺激を与えるには、指の腹でもんでも効果は期待できません。刺激した後に皮膚に爪の跡が残るくらいが目安です。ふたつ目は「イタ気持ちいい強さ」で行うこと。「痛いぐらいするほうが効くだろう」と強すぎる圧を加えると、皮膚が傷ついてしまうこともあるので注意して。どちらかというと「痛い寄り」程度の強さで行いましょう。3つ目に大切なのは、「10秒ルール」を守ること。長く押しすぎると血行不良などが起こって痛みが増してしまうことも。一ヶ所10秒を守り、朝晩の2回行ってください。

効果を上げるための３つのルール

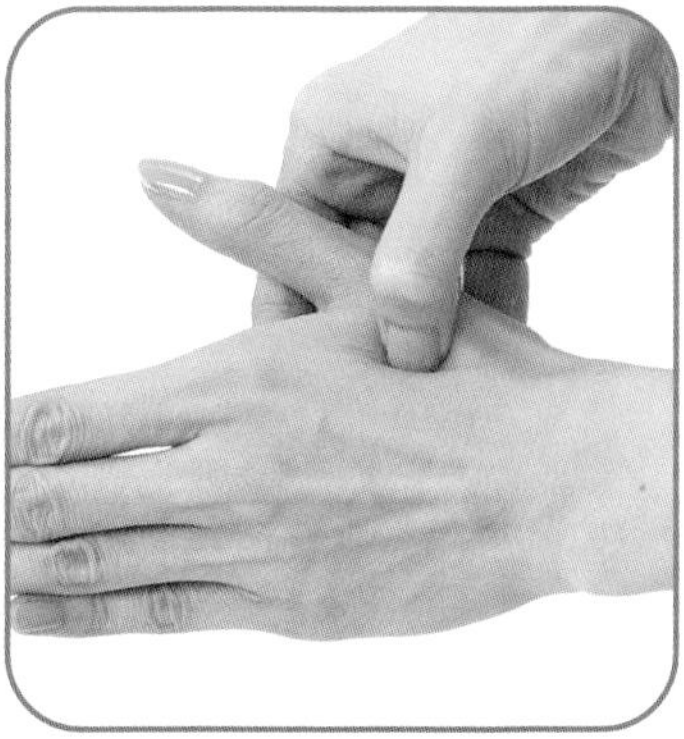

POINT 1 爪を立てて行う

手指の神経ポイントにピンポイントで刺激を送れるように、爪を立てた状態で押しましょう。痛みがある側の手や指に強く押し付けてください。

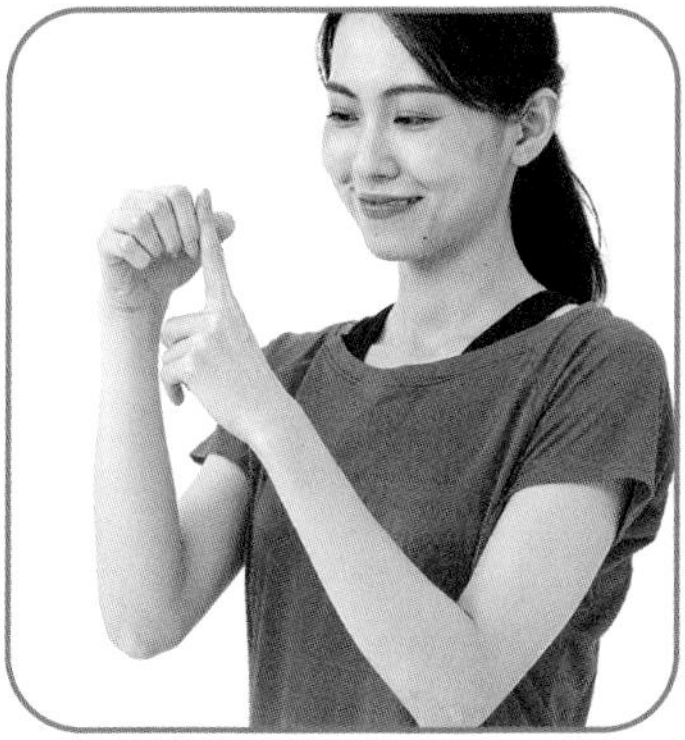

POINT 2 強さは「イタ気持ちいい」くらいで

程よい刺激を与えるには、気持ちいいだけの強さでは足りず、苦痛なほど痛く押すのも逆効果です。痛過ぎないけど痛い寄りくらいの強さで。

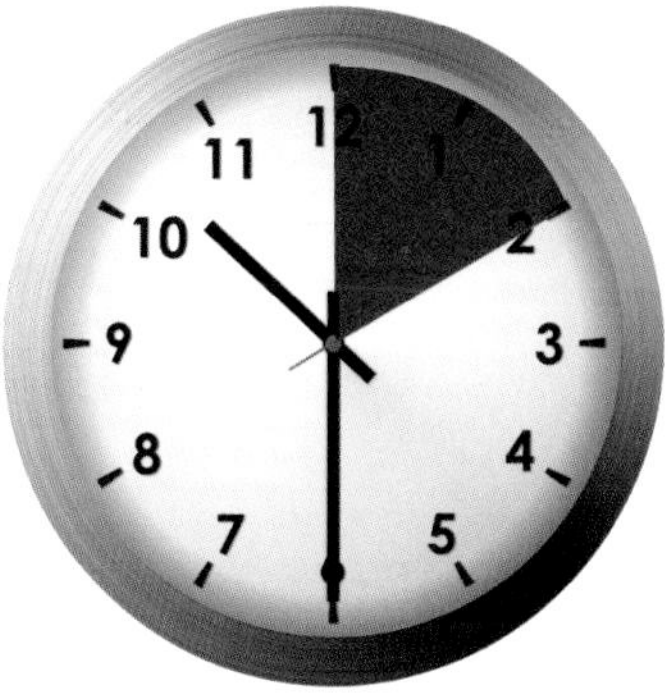

POINT 3 10秒ルールを守る

神経ポイントに刺激を与え過ぎると、痛みが悪化する場合があります。やり過ぎは逆効果。1回10秒を厳守して朝晩2回行ってください。

10秒
神経
マッサージ

①

5指の関節の両脇

関節は手や指の痛みにダイレクトに効く神経ポイントです。痛む指そのものにマッサージを施すことで高い効果を発揮します。

マッサージをする位置は、痛い側の手指の第一関節か第二関節の両脇。触ってゴリッと感じる箇所です。親指か人差し指の爪を立て、関節から上下1㎝の箇所を、片側ずつ縦方向に10秒間こすります。

こするときは指の腹ではなく爪を立てて行うこと。爪の跡がつくくらいのイタ気持ちい い強さで刺激を与えるのがポイントです。これを5指すべてに行ってください。

第一関節に痛みやしびれが出ている場合（へバーデン結節）は第一関節の両脇を、第二関節に痛みやしびれが出ている場合（ブシャール結節）は第二関節の両脇をマッサージします。指全体に痛みなどを感じる場合は、第一・第二両方の関節を行いましょう。

関節と関節の間の柔らかい部分を刺激しても効果は得られません。また、2本の指で関節をはさみ、両脇を同時にこすると爪を立てにくいので、必ず片側ずつ行いましょう。

神経ポイント

指の第一関節、
第二関節の両脇

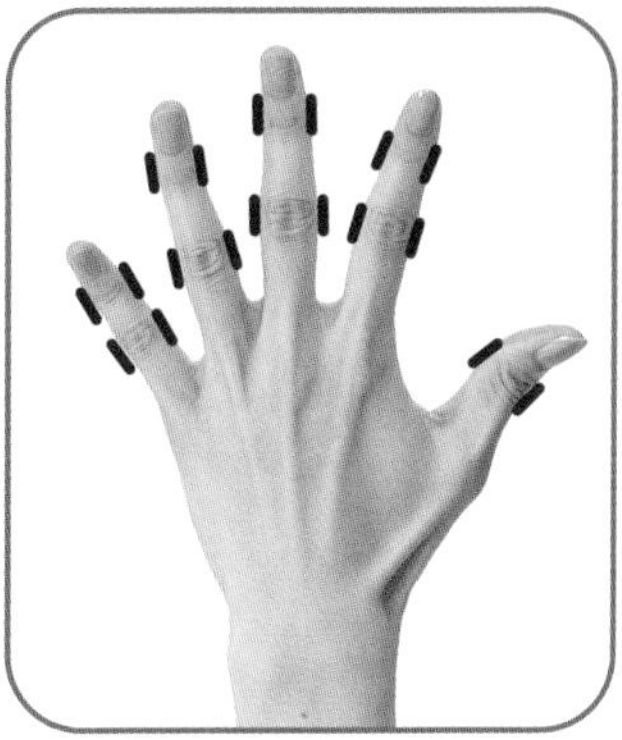

How to 1

神経ポイントに爪を立てて、矢印の範囲を縦に強めにこする。関節の右側と左側を10秒間ずつ、親指から順番に5指すべてに行う。

ブシャール結節は第二関節を刺激！

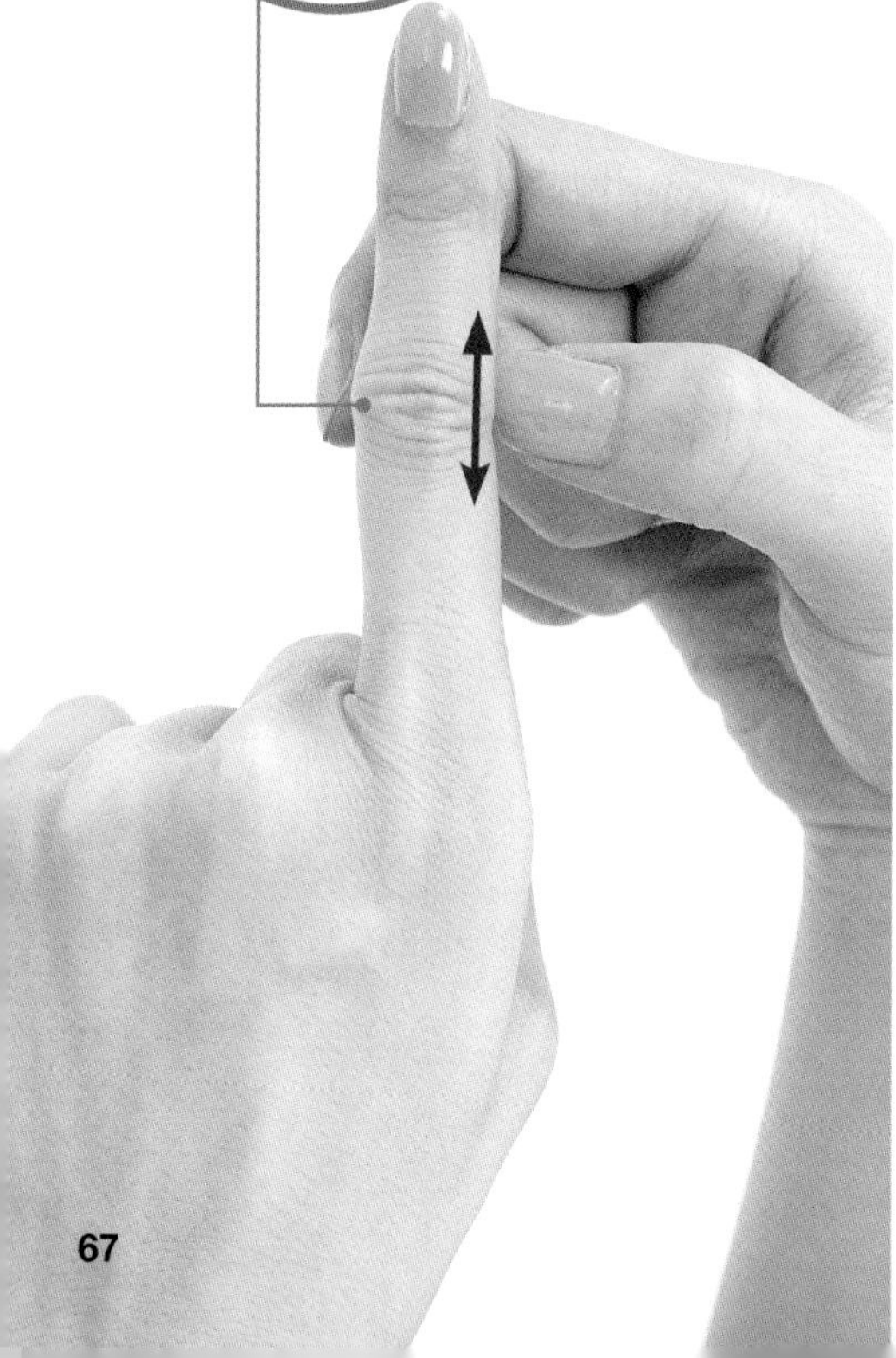

ヘバーデン結節は第一関節を刺激！

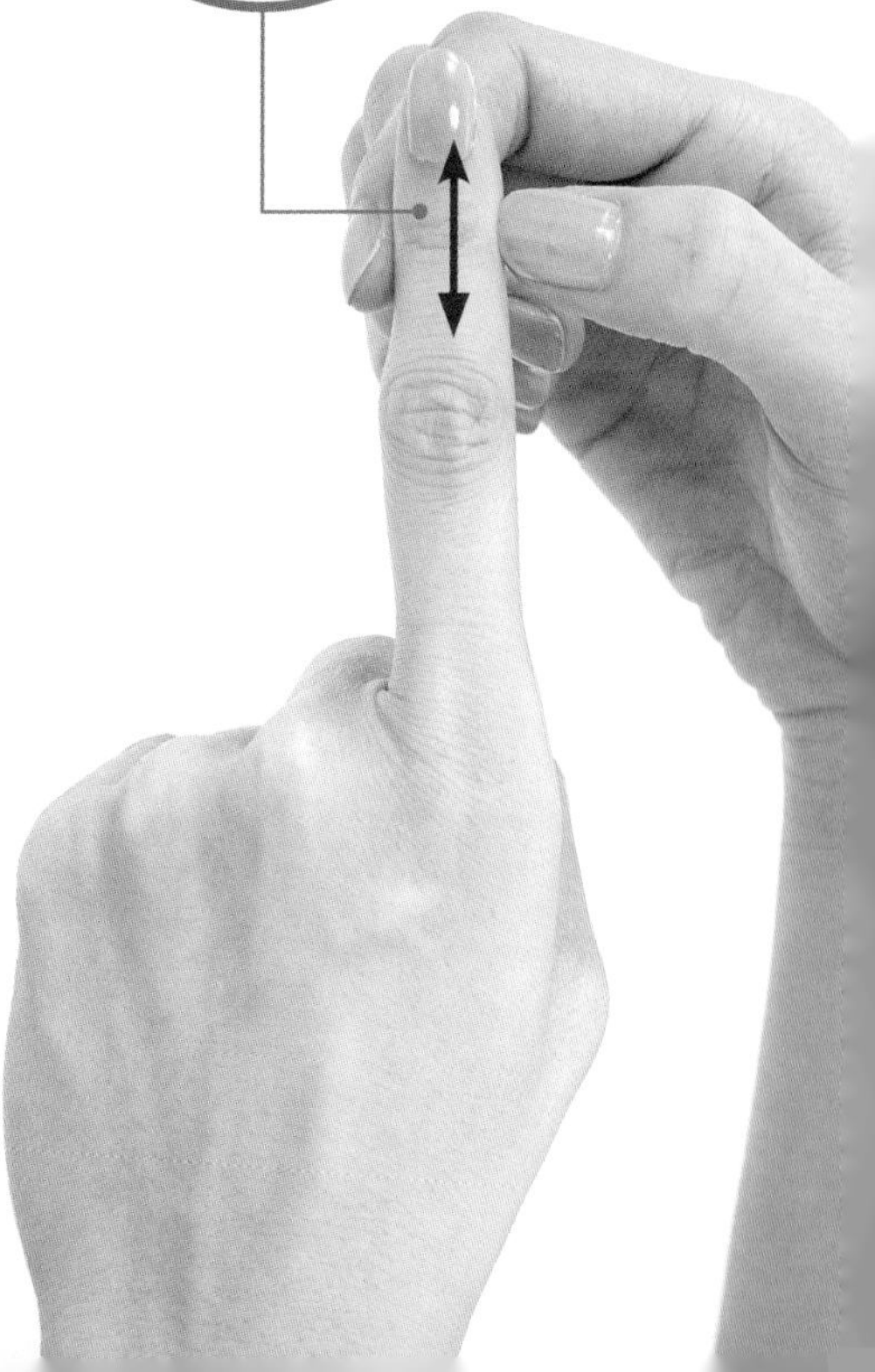

10秒
神経
マッサージ

②人差し指の付け根

痛みやしびれが出ている手の人差し指の付け根を刺激するマッサージです。皮膚から浅い部分を走る「橈骨神経《とうこつしんけい》（57ページ）浅枝《せんし》」の神経ポイントを刺激することで、手の甲側の親指・人差し指・中指や親指の付け根の痛みを軽減します。

まず、痛みやしびれが出ている手の指を開き、人差し指と親指の骨が交わり、V字形になる地点を探します。そのV字の付け根の人差し指の骨のキワに、反対の手の親指の爪を立てて指先方向に強めに押します。ピリッとイタ気持ちいい場所が神経ポイントです。この神経ポイントに親指の爪を縦にして当て、爪を立ててぐっと力を入れて上下1㎝の範囲で、10秒間グリグリ刺激を与えるように押します。

V字の付け根の奥に「合谷《ごうこく》」というツボがありますが、神経ポイントとは別物。このツボを押してもヘバーデン結節に対する効果は得られません。また、神経ポイントを押さえるときは、必ず写真のように親指側から親指の爪を縦に当てるようにしましょう。親指と人差し指の股から手を入れると、合谷のツボに当たりやすくなるので注意してください。

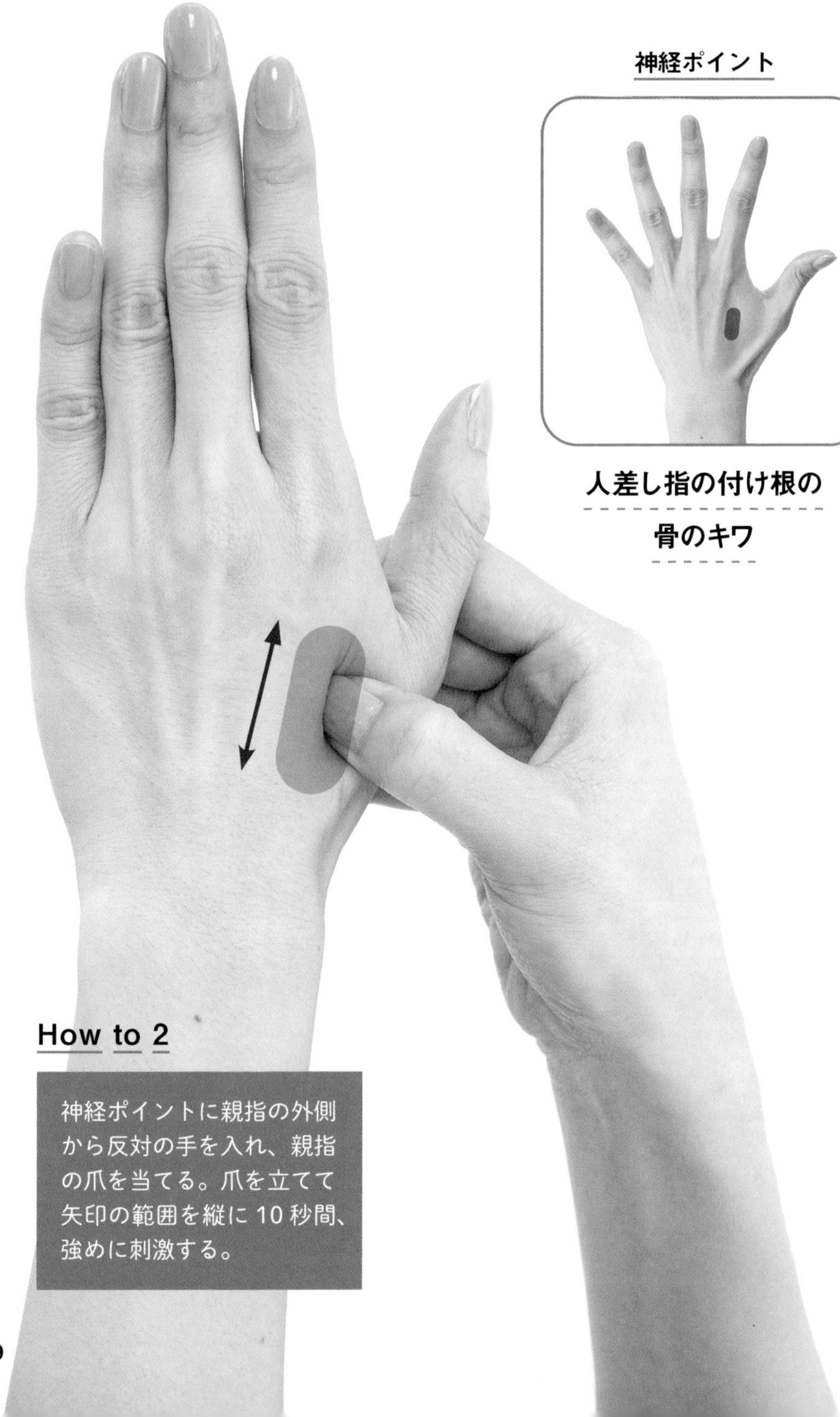

神経ポイント

人差し指の付け根の骨のキワ

How to 2

神経ポイントに親指の外側から反対の手を入れ、親指の爪を当てる。爪を立てて矢印の範囲を縦に10秒間、強めに刺激する。

10秒
神経
マッサージ

3 手首（親指側）

痛みやしびれが出ている手の手首の親指側を刺激するマッサージです。

「橈骨神経（57ページ）浅枝」が走る手首の親指側の神経ポイントは、皮膚から浅いところにあるため比較的探しやすい箇所。刺激することで、手の甲側の親指・人差し指・中指・薬指や手のひら側の親指の付け根の痛みを緩和します。

まず、痛みやしびれが出ている手の甲を上にして指を伸ばします。次に親指と人差し指を大きく開き、指先を反るように伸ばします。手首にできた横ジワから3㎝ほどひじ側が神経ポイント。親指と人差し指の付け根が交わるV字の延長線上の骨の上です。反対の手の親指で押してみると、グリグリとした感触があります。

この神経ポイントに親指の爪を立てて、上下3㎝の範囲を縦に小刻みに揺らしながら、しごくようにして強めに10秒間、刺激を与えます。

手首の内側や手の甲側など、刺激する場所がズレると、痛みの緩和にはつながりません。写真を見ながら神経ポイントの位置をきちんと確認し、ピンポイントで行ってください。

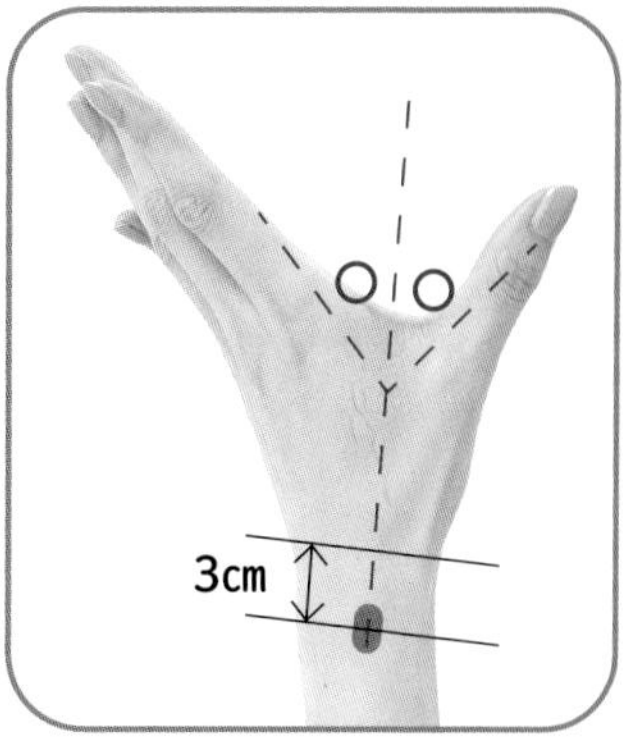

神経ポイント

親指と人差し指の軸が交わる角度の中央をまっすぐ手首のほうに伸ばし、手首のシワから約3cmのところ

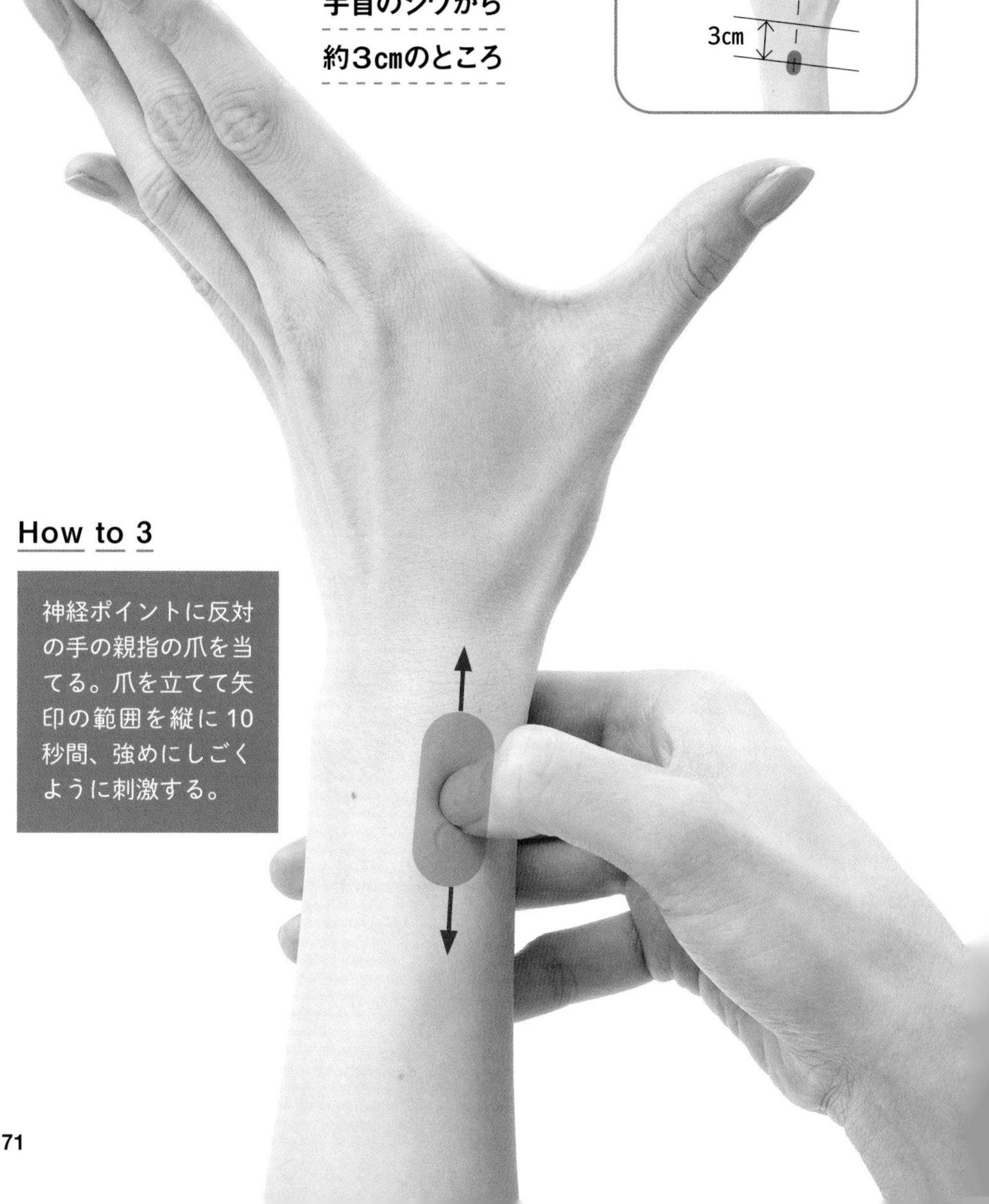

How to 3

神経ポイントに反対の手の親指の爪を当てる。爪を立てて矢印の範囲を縦に10秒間、強めにしごくように刺激する。

10秒
神経
マッサージ

④ 手首（小指側）

痛みやしびれが出ている側の手首の小指側の神経ポイントのマッサージです。ここを走るのが、小指と薬指の小指側の動きに関わる「尺骨神経（57ページ）」。この神経ポイントをピンポイントで刺激することで、小指や薬指の痛みを軽減します。

まず、痛みやしびれが出ている側の手のひらを上に向けます。手首の小指側の側面に、反対の手の人差し指・中指・薬指の3本の指を垂直に当て、骨に沿ってひじの方向へ近づけていくと、骨がくびれたように少しへこんだ箇所があります。位置の目安は、手首からひじまでの長さの4分の1あたり。ここが神経ポイントです。尺骨というしっかりとした骨がその奥にあるので、骨を目安にするといいでしょう。わかりづらいときは、1～2㎜ずつずらしながら刺激してください。

この神経ポイントを人差し指・中指・薬指の3本で、上下5㎝の範囲をタテにこするように10秒間刺激します。3本の指の爪がすべて神経ポイントに当たるように、指を軽く曲げて調節しましょう。

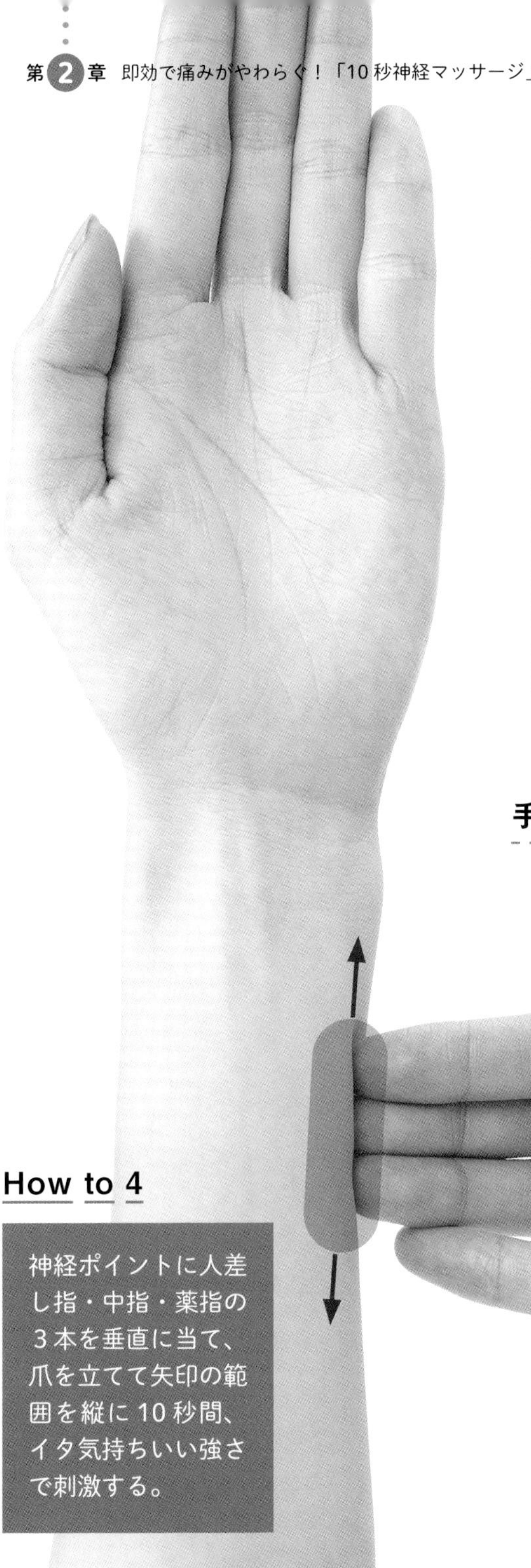

神経ポイント

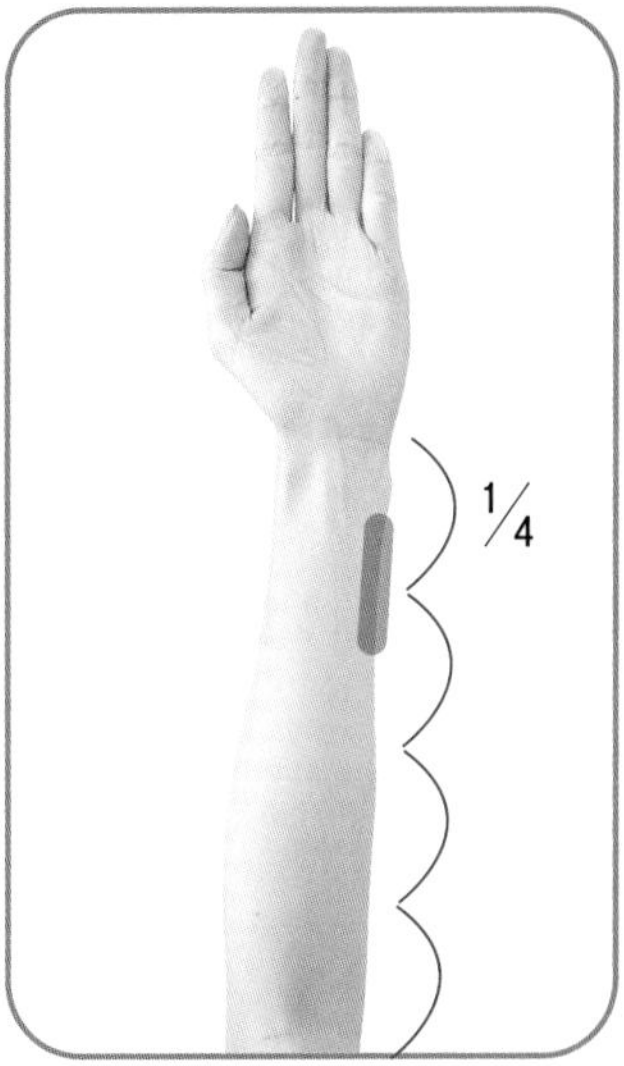

小指側の骨のキワ。
手首とひじの間で手首側から
4分の1くらいの、
少し骨がへこんだところ

How to 4

神経ポイントに人差し指・中指・薬指の3本を垂直に当て、爪を立てて矢印の範囲を縦に10秒間、イタ気持ちいい強さで刺激する。

10秒神経マッサージ

5

ひじ

親指・人差し指・中指と、薬指の中指側の動きや感覚に関わる「正中神経（57ページ）」。この神経ポイントを刺激して、こわばって動かしにくくなった指の動きを改善するマッサージです。特に指先と手首の痛みに効果的です。

正中神経は、首から出て、ひじの真ん中、手首、手のひらの真ん中に向けて走っています。体表から比較的浅いところを通っているのが、ひじから手首の間のひじ寄りの箇所。そこが神経ポイントになります。

まず、痛みやしびれが出ている側の手のひらを上に向け、ひじを曲げてできる横ジワから手首までのひじから3分の1のあたりを、反対の手の人差し指の爪を立て、押しながら探してください。ほかの神経ポイントのように目安になる骨はありませんが、押してビンビンと軽い刺激が手首や指先に響く箇所が神経ポイントです。そこに人差し指・中指・薬指の３本の指の爪を立てて、左右３㎝の範囲を横に切るように10秒間刺激します。３本の指の爪すべてが当たるように、指を軽く曲げるのがポイントです。

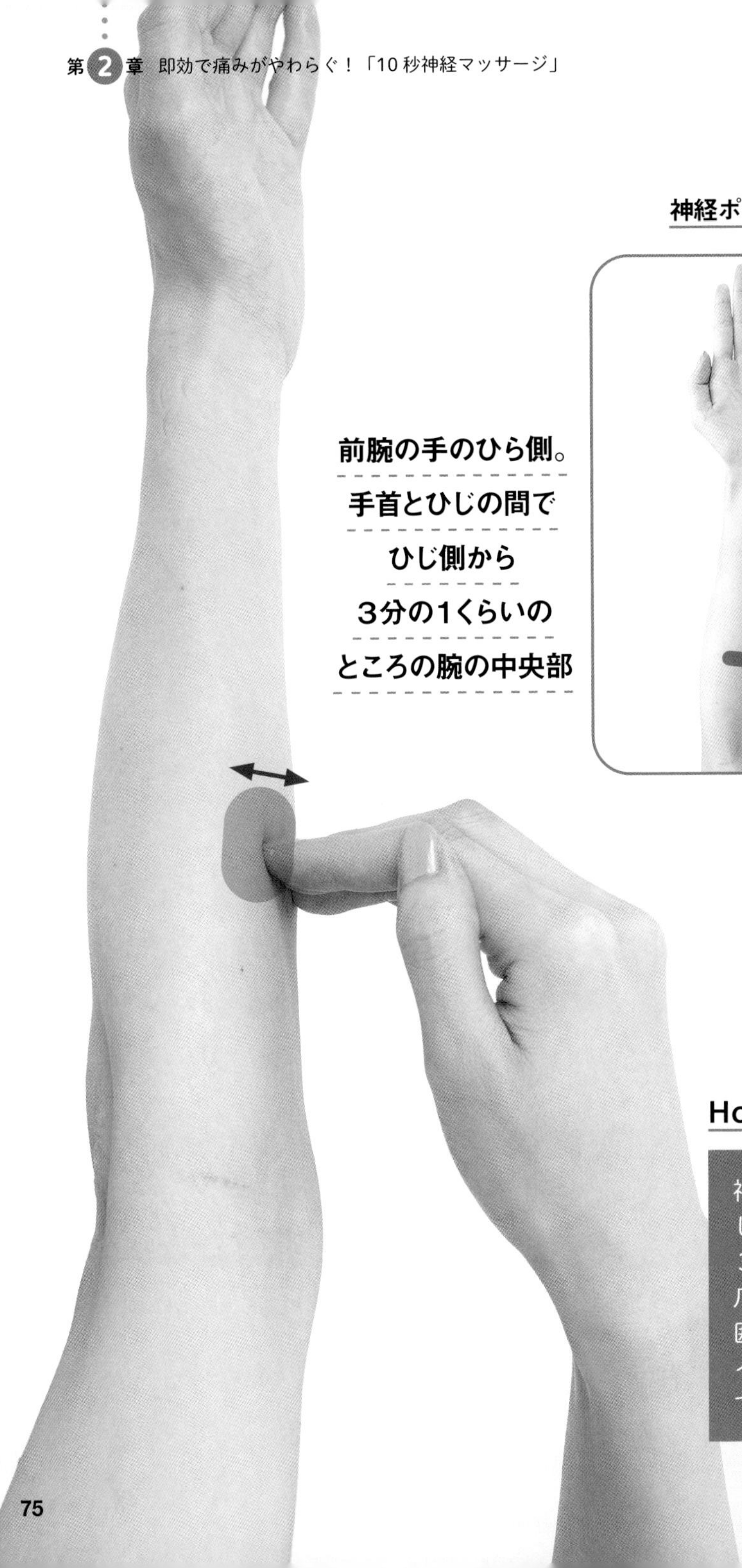

神経ポイント

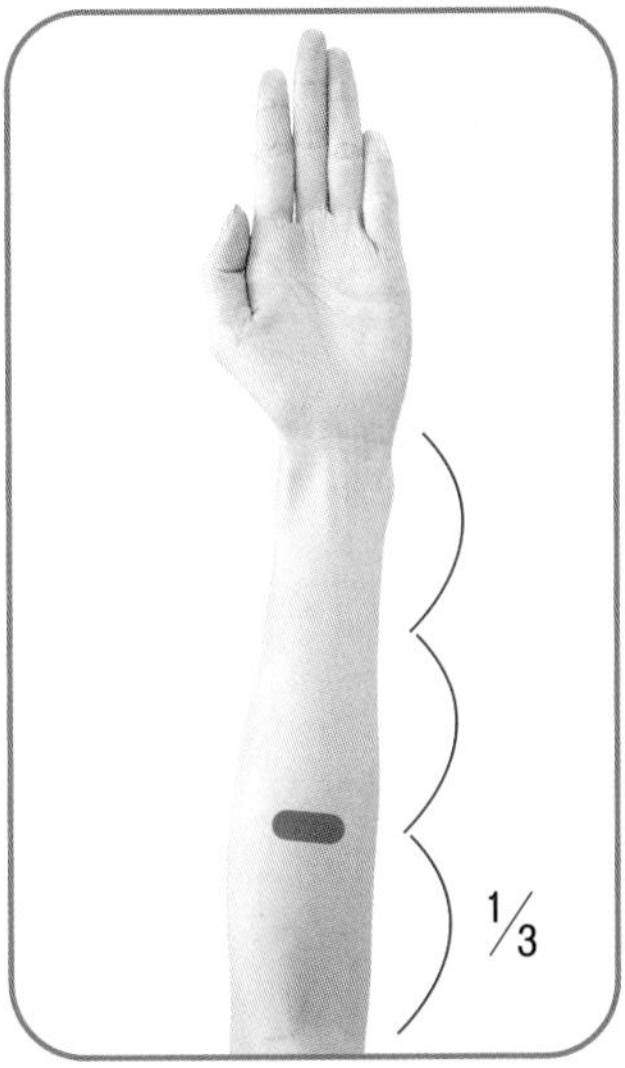

前腕の手のひら側。
手首とひじの間で
ひじ側から
3分の1くらいの
ところの腕の中央部

How to 5

神経ポイントに人差し指・中指・薬指の３本の指の爪を当て、爪を立てて矢印の範囲を横に10秒間、イタ気持ちいい強さで刺激する。

10秒
神経
マッサージ

6 わき

わきの奥には「腕神経叢《わんしんけいそう》」という太い神経の束があります。

手指につながるおもな神経は、首の部分の脊髄から分かれてわきの奥にあるこの腕神経叢を経由して流れています。そのため、わきの下のくぼみにある神経ポイントをマッサージすると、肩から腕、指先にいたる痛みをまとめて軽減します。

まず、手指の痛みを感じる側の腕を上げ、反対側の手の人差し指・中指・薬指をわきの下のくぼみに押し込みます。わきの横にある大胸筋をはさむように親指を添え、人差し指と中指、薬指をゴリゴリと押し込むように10秒間、強めの力で刺激します。

ほかのマッサージのように爪を立てる必要がないので、イタ気持ちいい刺激ではなく、心地よさを感じられるマッサージです。しっかりほぐすことで血流もアップ。心と体もリラックスします。

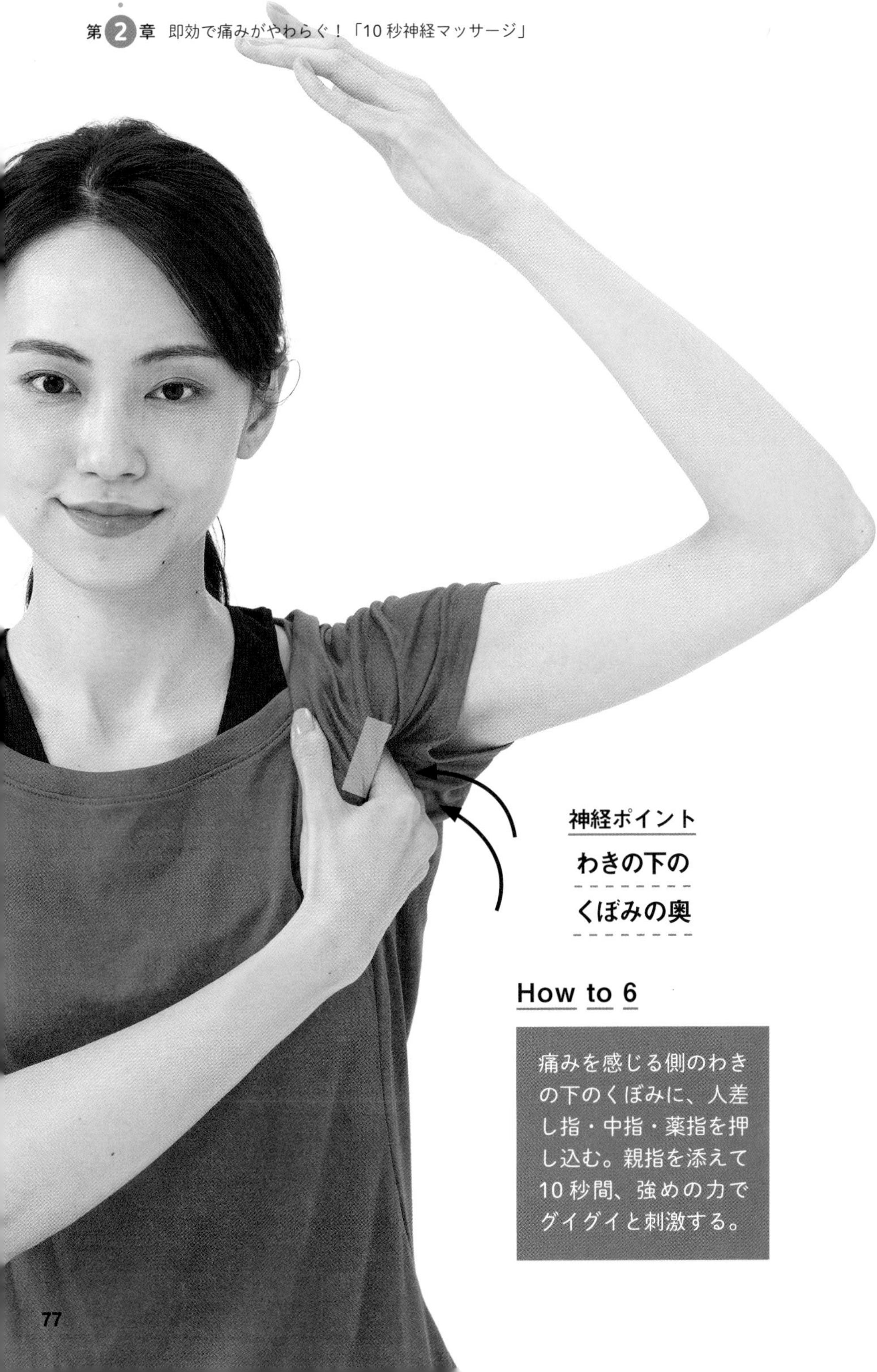

神経ポイント

わきの下の
くぼみの奥

How to 6

痛みを感じる側のわきの下のくぼみに、人差し指・中指・薬指を押し込む。親指を添えて10秒間、強めの力でグイグイと刺激する。

10秒
神経
マッサージ
7

乳輪

意外に思われる部位ですが、乳輪を刺激するマッサージです。

一見、手指の痛みとは関係なさそうな乳輪には、実は神経線維の末端が多く集中しています。刺激することで手指の痛みはもちろん、肩こりや五十肩の改善にも効果を得られる神経ポイントなのです。

やり方はとってもシンプル。まず、手指の痛みを感じる側の乳頭（乳首）の付け根に、反対側の手の親指と人差し指を当てます。次に乳輪をぎゅっとつまんで前方に引き伸ばし、そのまま90度外側にひねって10秒間数えます。

やや強めにぎゅっとひねるのがポイントです。また、刺激を与えたいのは乳輪なので、乳頭ではなく、乳輪全体をつまむように意識しましょう。

女性向けの神経ポイントと思われるかもしれませんが、男性の場合も乳輪の神経の構造は同じです。同様の効果を得られるので、男性の方もぜひ実践してみてください。

神経ポイント

乳首の周りの部分。

男女とも同じ

How to 7

痛みを感じる側の乳輪を親指と人差し指でつまむ。乳輪を前方に引き伸ばしてそのまま90度外側にぎゅっとひねり、10秒間数える。

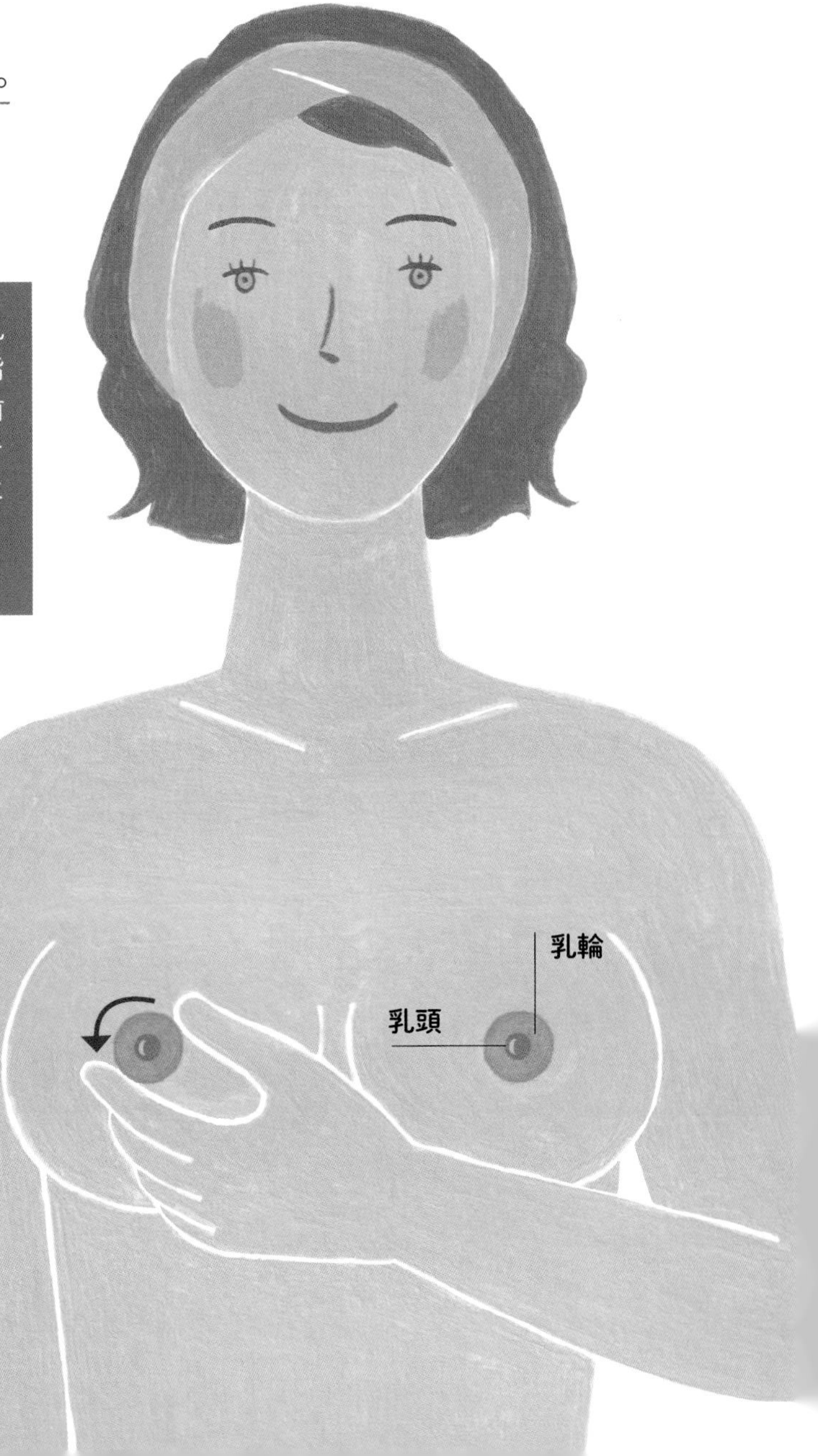

症状別 おすすめマッサージコース

最重要! ヘバーデン結節／ブシャール結節

① 5指の関節の両脇 …P66

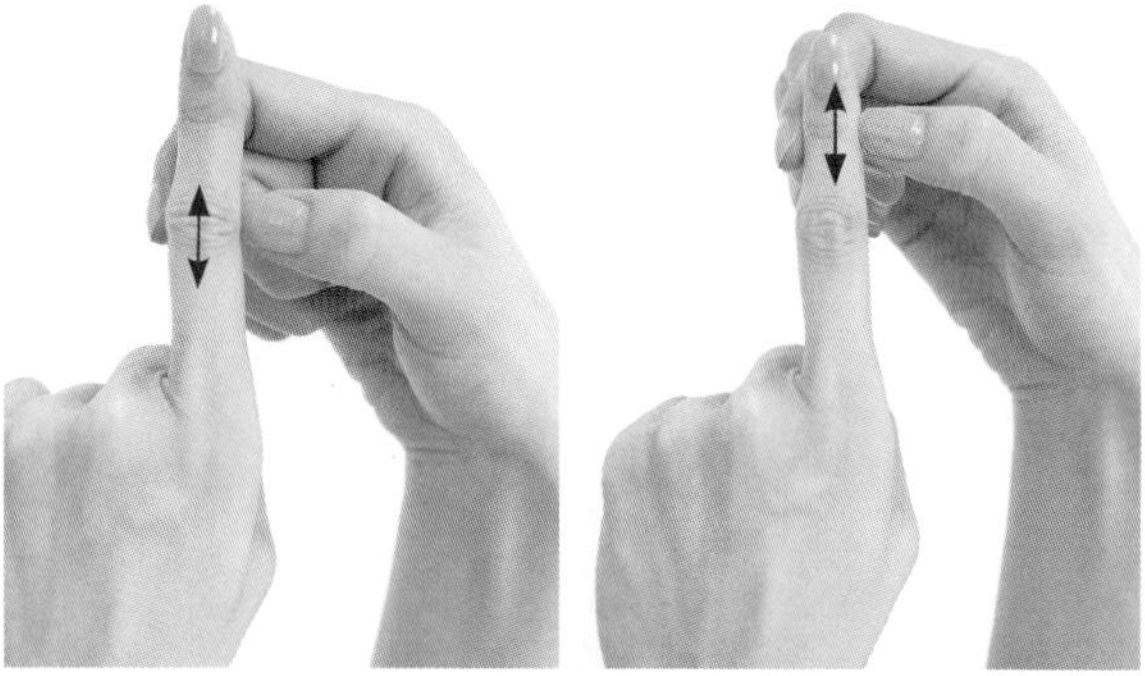

痛む指の血管や神経に直に働きかけます。ヘバーデン結節の人は第一関節、ブシャール結節の人は第二関節の両脇をマッサージします。

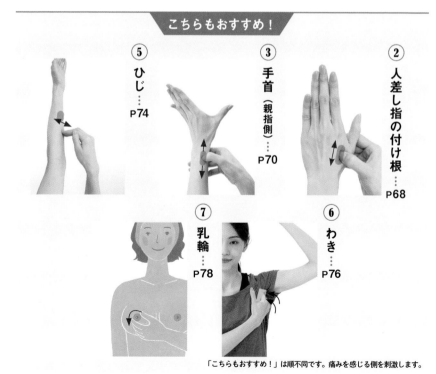

こちらもおすすめ！

② 人差し指の付け根 …P68

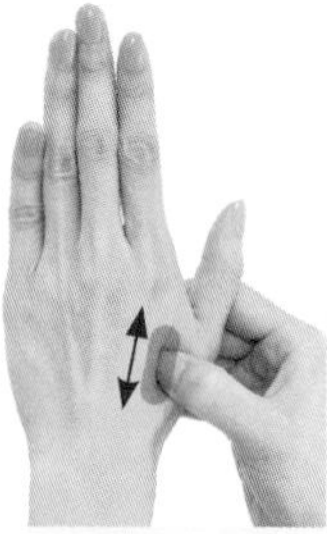

③ 手首（親指側） …P70

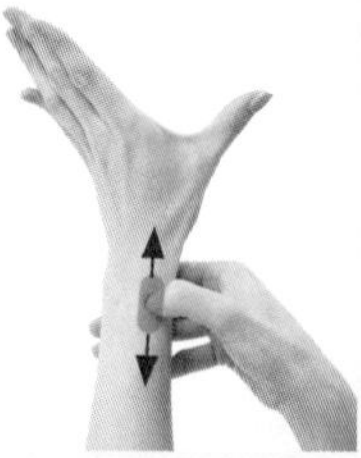

⑤ ひじ …P74

⑥ わき …P76

⑦ 乳輪 …P78

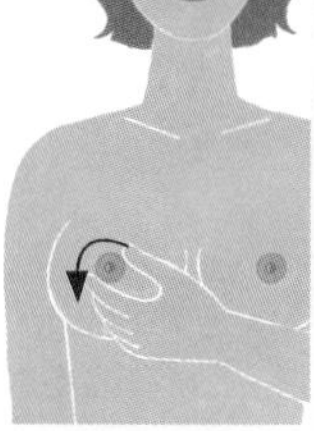

「こちらもおすすめ！」は順不同です。痛みを感じる側を刺激します。

ばね指

最重要！

②人差し指の付け根…P68

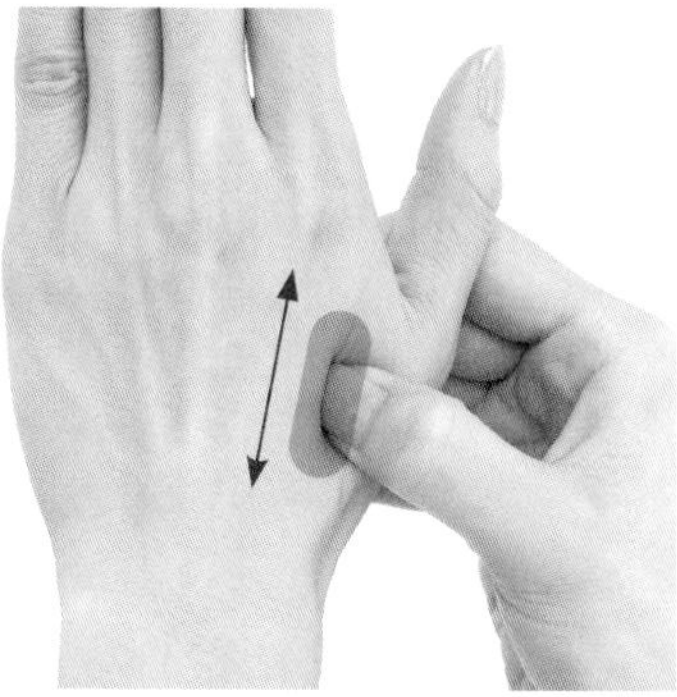

手指を酷使する人に多い、手のひらの指の付け根の腱鞘炎がばね指。このマッサージは人差し指、中指のばね指に特に効果的です。

こちらもおすすめ！

①5指の関節の両脇…P66

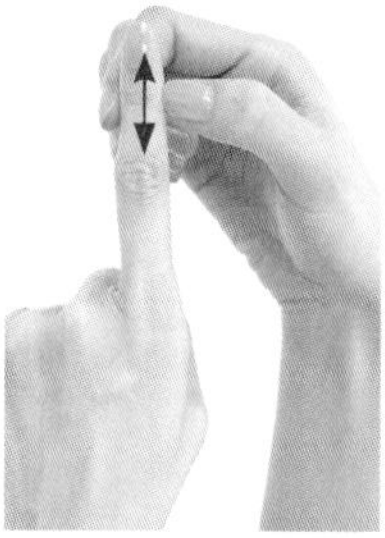

③手首（親指側）…P70

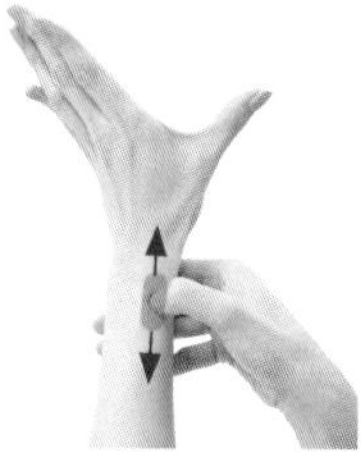

⑤ひじ…P74

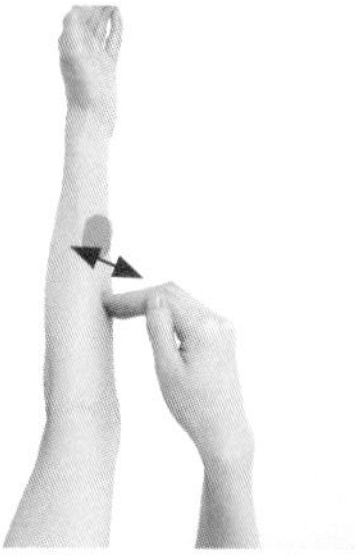

⑥わき…P76

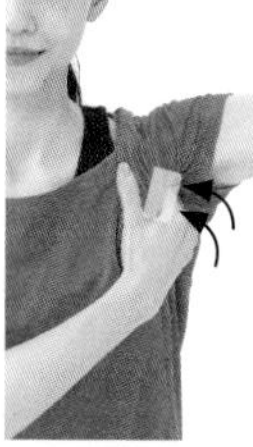

⑦乳輪…P78

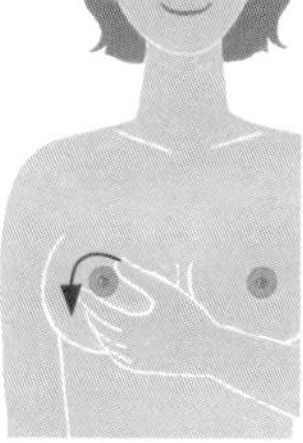

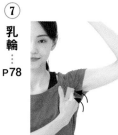

「こちらもおすすめ！」は順不同です。痛みを感じる側を刺激します。

ドゥケルバン病

最重要！

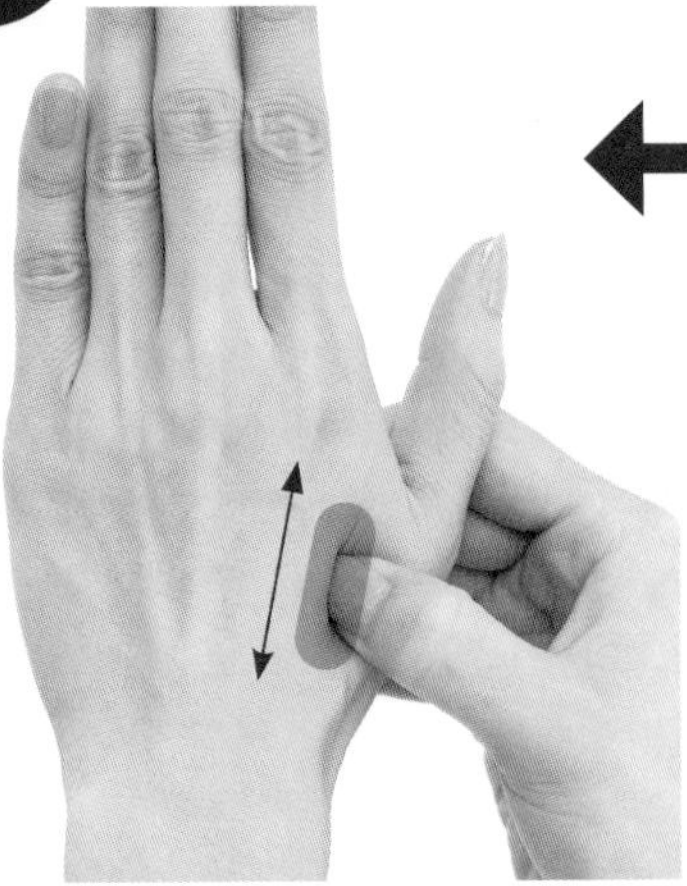

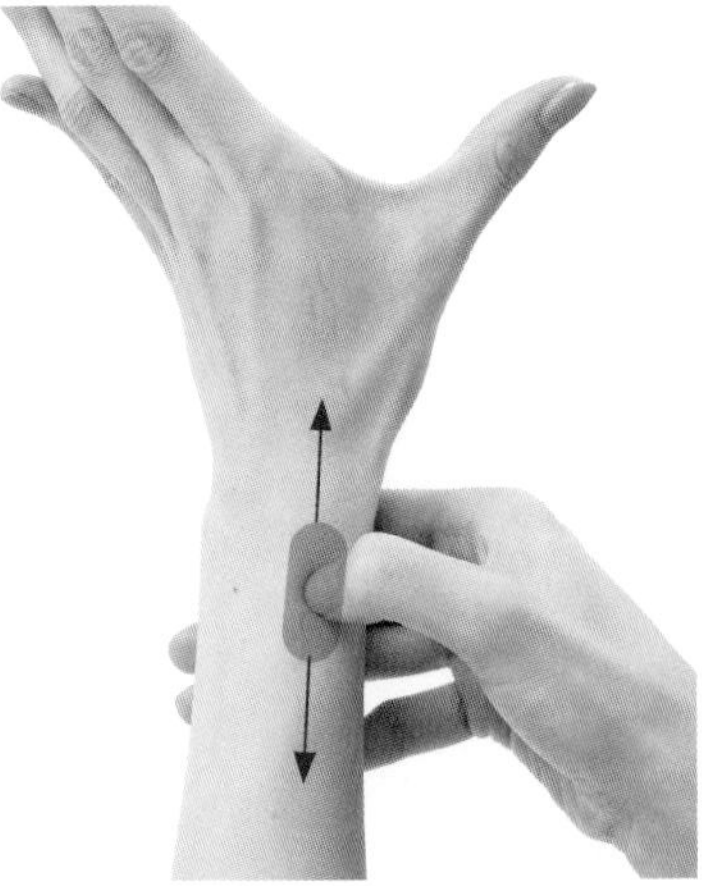

②人差し指の付け根…P68

親指の付け根の痛みやしびれを緩和するマッサージ。③とセットで行いましょう。

③手首（親指側）…P70

手首の親指側の付け根に起きる腱鞘炎なので、痛い部分に近い神経ポイントを刺激するのが◎。

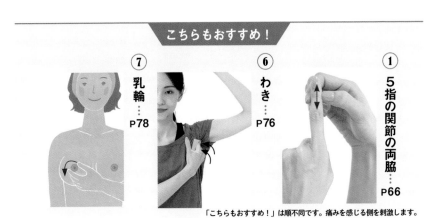

こちらもおすすめ！

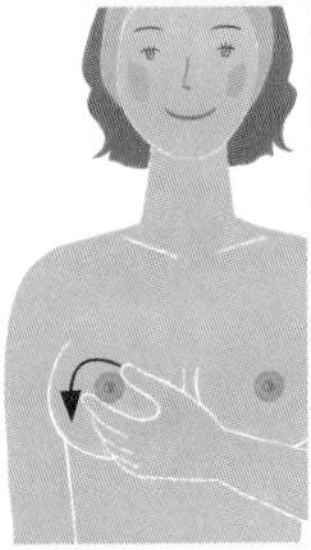

⑦乳輪…P78

⑥わき…P76

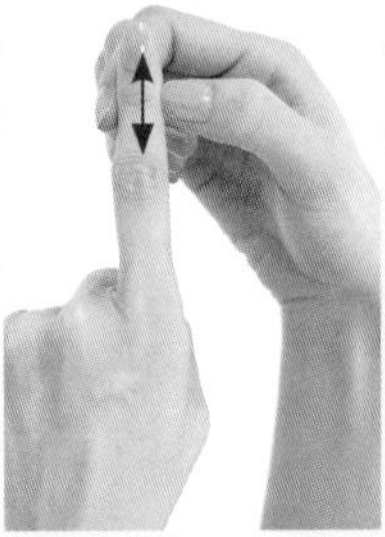

①5指の関節の両脇…P66

「こちらもおすすめ！」は順不同です。痛みを感じる側を刺激します。

母指CM関節症

最重要！

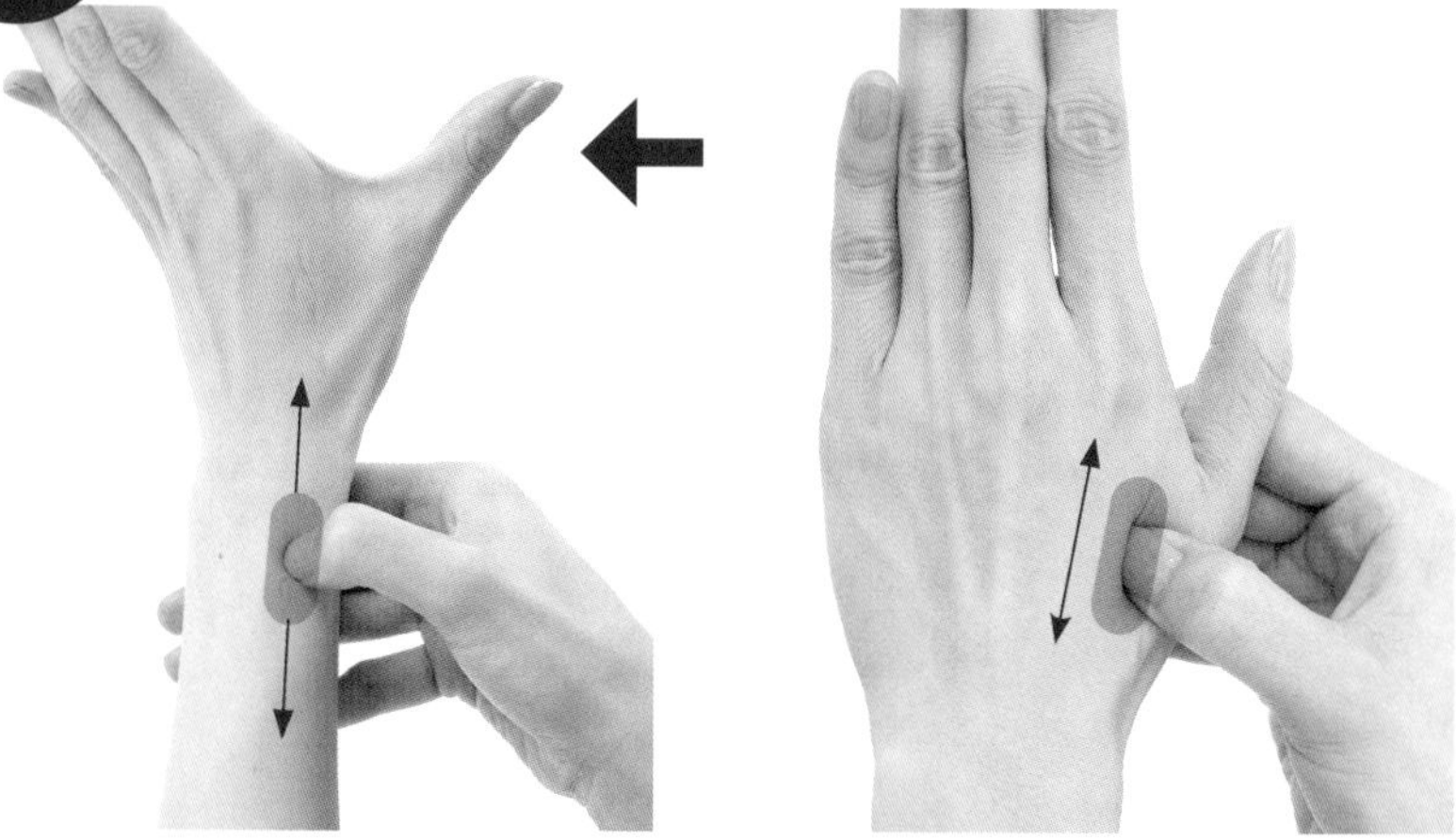

③ 手首（親指側）… P70

②と併せて行うと効果アップなのが親指側の手首。爪を立てて小刻みに刺激しましょう。

② 人差し指の付け根… P68

親指が痛いと感じたら、まずはこのマッサージを。痛みやしびれの改善に役立ちます。

こちらもおすすめ！

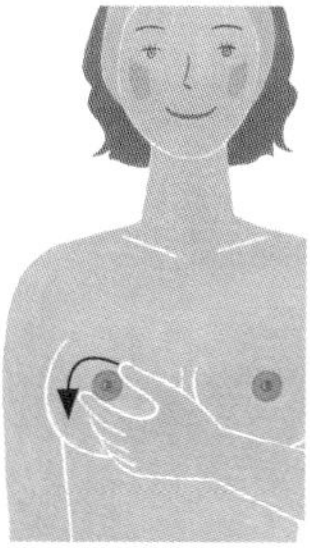

⑦ 乳輪… P78

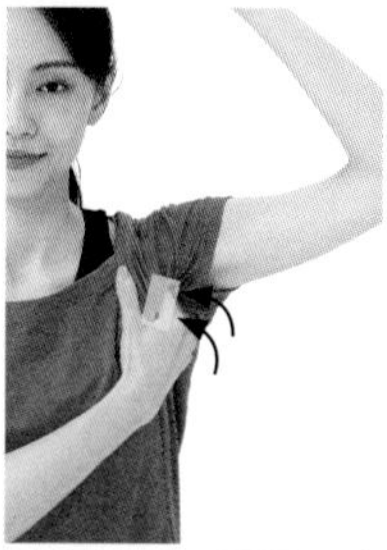

⑥ わき… P76

「こちらもおすすめ！」は順不同です。痛みを感じる側を刺激します。

最重要!

手根管症候群

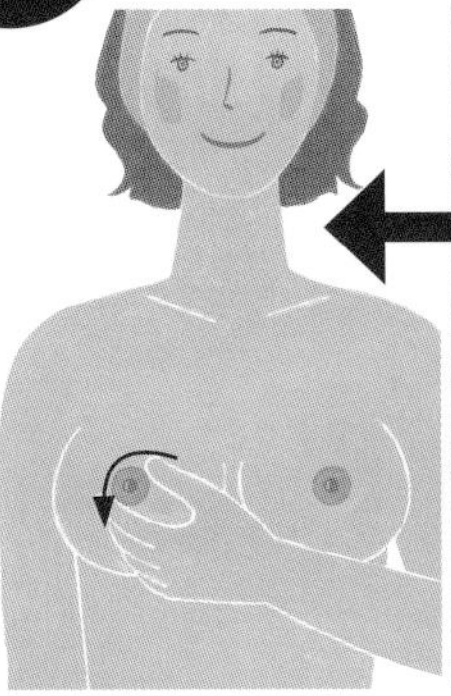

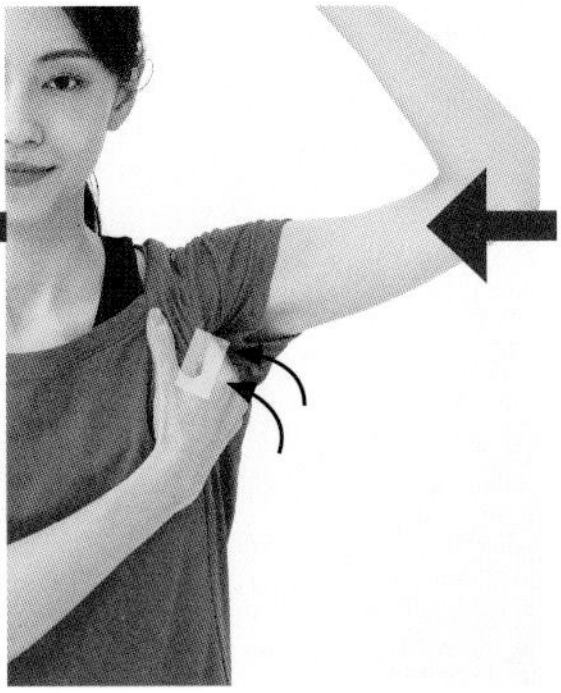

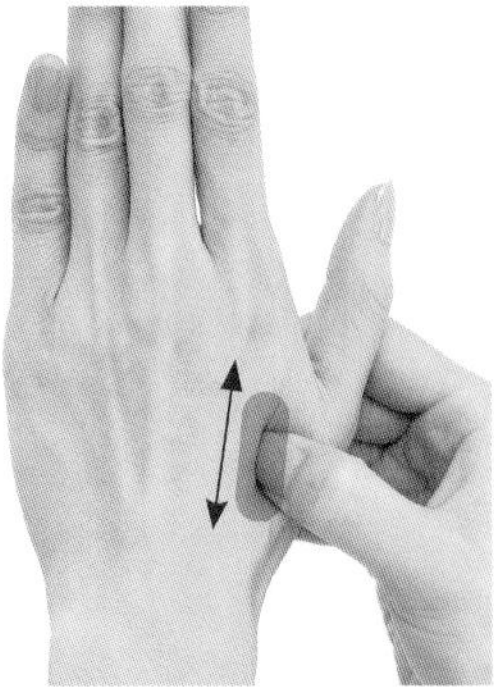

⑦ 乳輪…P78

神経線維の末端が集中する重要ポイント。このマッサージで痛みのリセットが見込めます。

⑥ わき…P76

わきの奥をしっかりほぐすようにすると、腕の疲れもとれるので、おすすめです。

② 人差し指の付け根…P68

手首の内側にある手根管。朝に感じる指のこわばりやしびれに効果があります。

最重要!

テキストサム損傷

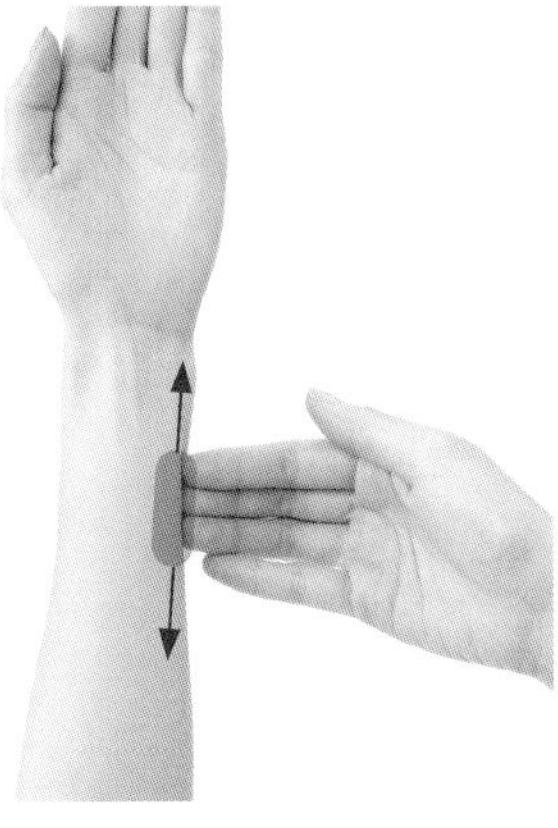

④ 手首（小指側）…P72

小指の痛みに大きな効果のあるマッサージ。骨に当たっている感覚を確かめながら行って。

最重要！

関節リウマチ

②人差し指の付け根…P68

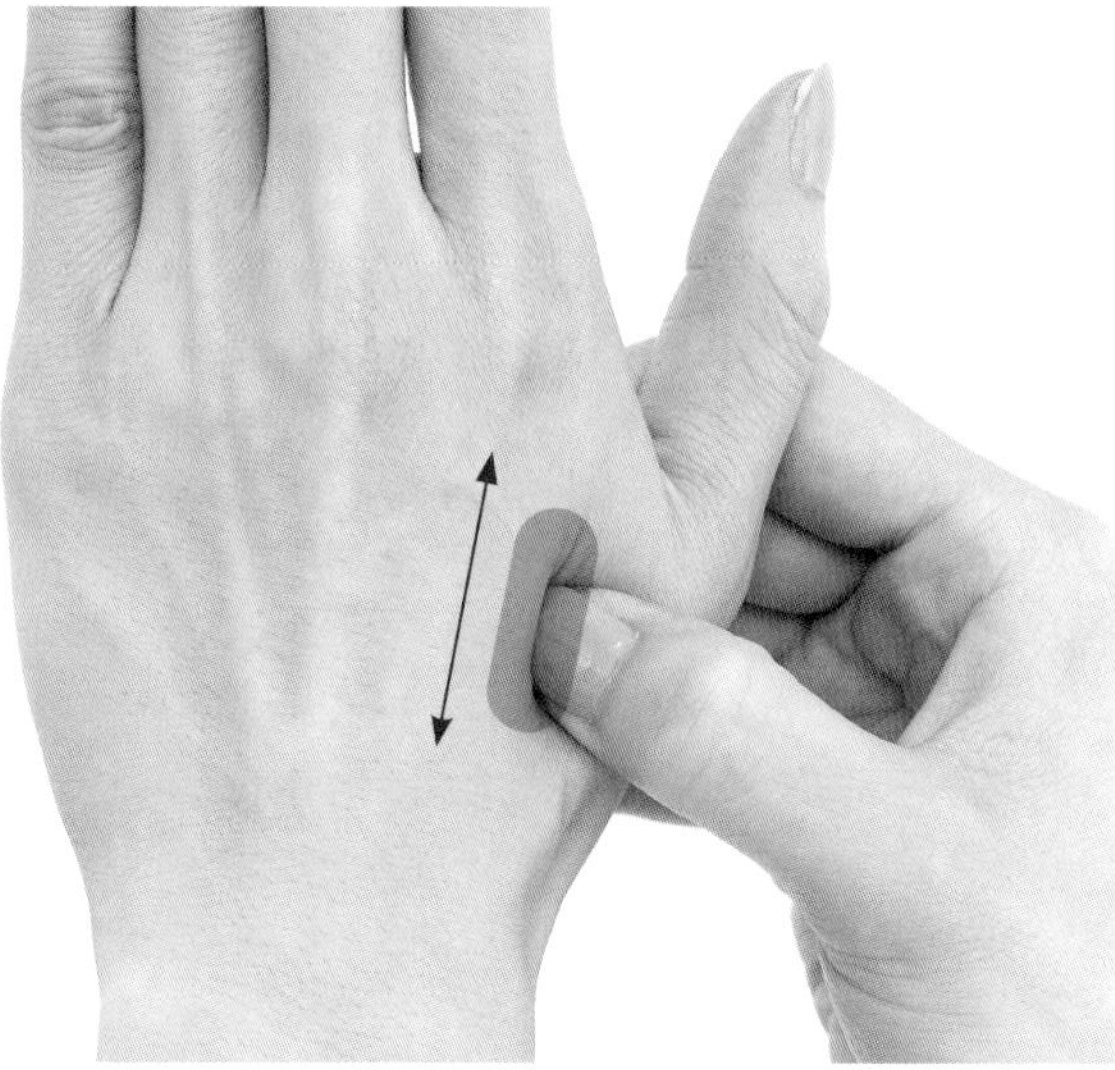

自己免疫疾患で、痛みは手指以外に出ることも。手指の関節の痛みやしびれにはこのマッサージを行うと症状の緩和に。

こちらもおすすめ！

①5指の関節の両脇…P66

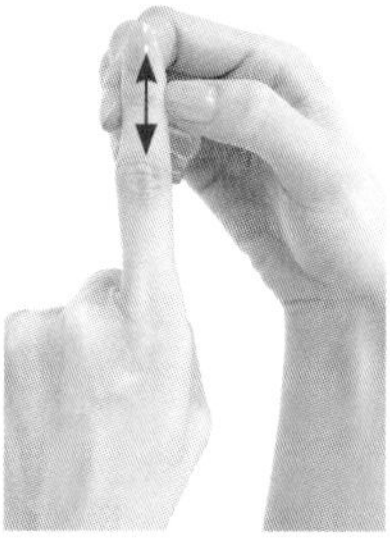

③手首（親指側）…P70

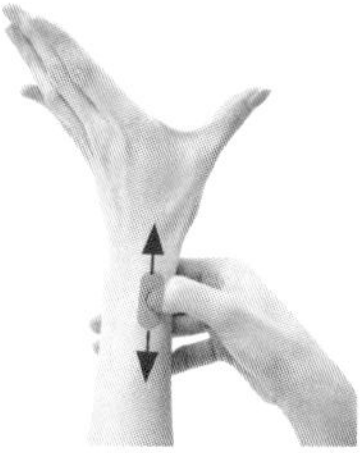

④手首（小指側）…P72

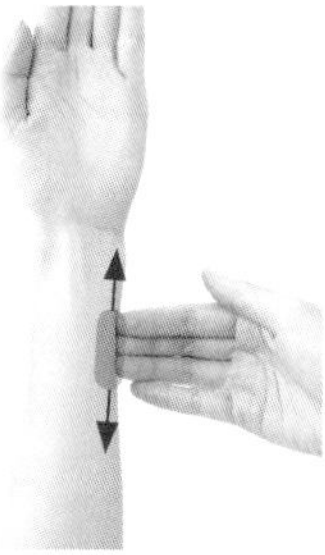

「こちらもおすすめ！」は順不同です。痛みを感じる側を刺激します。

痛みが軽減&血流アップにも効果的。一石二鳥のおすすめエクササイズ

60ページでお話ししたように、手指の痛みを解消するためには、滞った血流を元に戻すことも重要なポイントです。

指先に十分な血液を届けるためには、首、肩、腕、指先までの一連の経路を動かし、根元からしっかり血流を促すことが大切です。ここで紹介する血流アップの効果が高い3つのエクササイズを10秒神経マッサージと併せて行うと、首や肩のこりをほぐすとともに、手指にもさらにいい効果が期待できるのです。

例えば88ページの「肩スットン体操」を行うと、血流のスピードが1・5倍もアップすることが、最新式エコーを使った当院の検証でも確認できているので、安心して行ってみてください。

また、人にマッサージしてもらうより、自分でエクササイズを行うほうが、血流アップの効果が高くなります。なぜなら、体の表面に施す一般的なマッサージはおもに静脈に働

きかけますが、自分で体を動かすエクササイズは動脈にアプローチすることができるから。そのため、血流を促す効果がはるかに高く、血流がよくなると自律神経のバランスも整います。さらに、全身の細胞の新陳代謝が活発になり、脳や心にもいい影響を及ぼすなどいいことずくめ。適度な運動は、体だけでなく心も元気にしてくれるので、痛みなどの緩和につながるというわけです。特に普段体を動かしていない人には効果的です。

体を動かすときは、手指の先まで血流を行き渡らせるイメージで、大きく、そしてゆっくりと筋肉を動かします。呼吸も大切で、筋肉を縮めるときは鼻からゆっくりと吸い、筋肉を伸ばすときは口から静かに長く吐きましょう。慣れない人は、自然に呼吸するだけでも問題ありません。

どのエクササイズも、1回1分程度で十分です。短時間でできるので、家事や仕事の合間に行ってください。エクササイズのあとは、コップ1杯程度の水分を補給すると、さらに血流アップに効果的です。

疲れているときや気分がのらないときは無理をしないこと。10秒神経マッサージと同じで、ストレスなく続けることが大切です。週2～3回で構いませんから、気に入ったエクササイズを気軽に取り入れることから始めてみてください。

一石二鳥のおすすめエクササイズ ❶

肩スットン体操

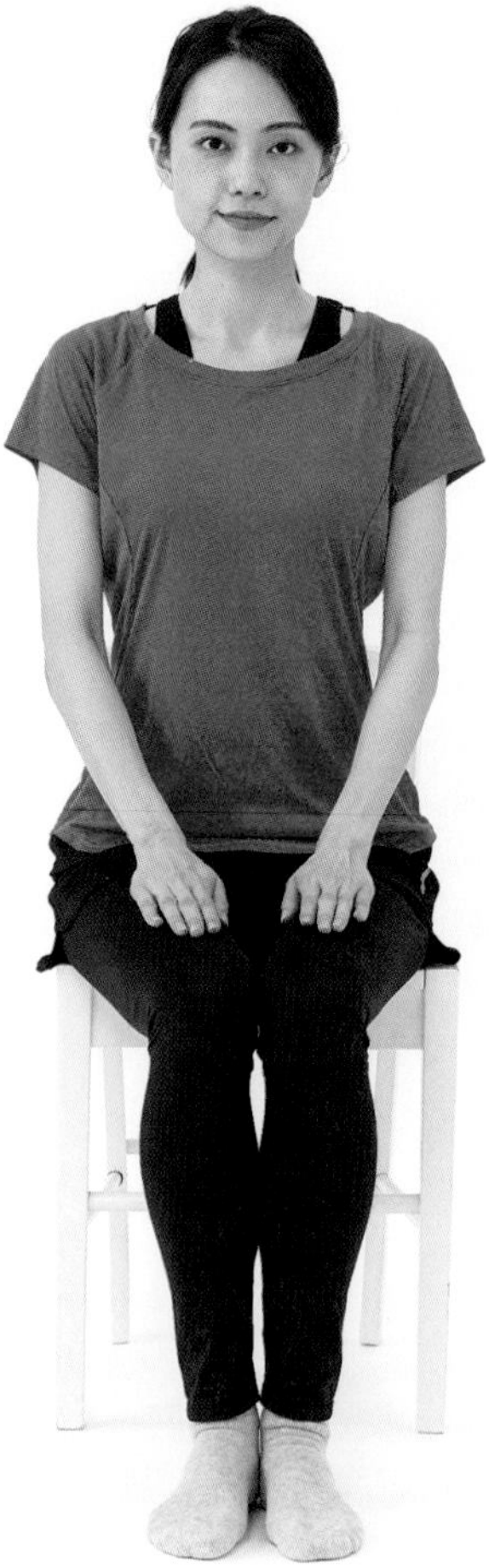

1 イスに深く腰かける。足は閉じ、手は太ももに置き、背筋を伸ばして正面を見る。

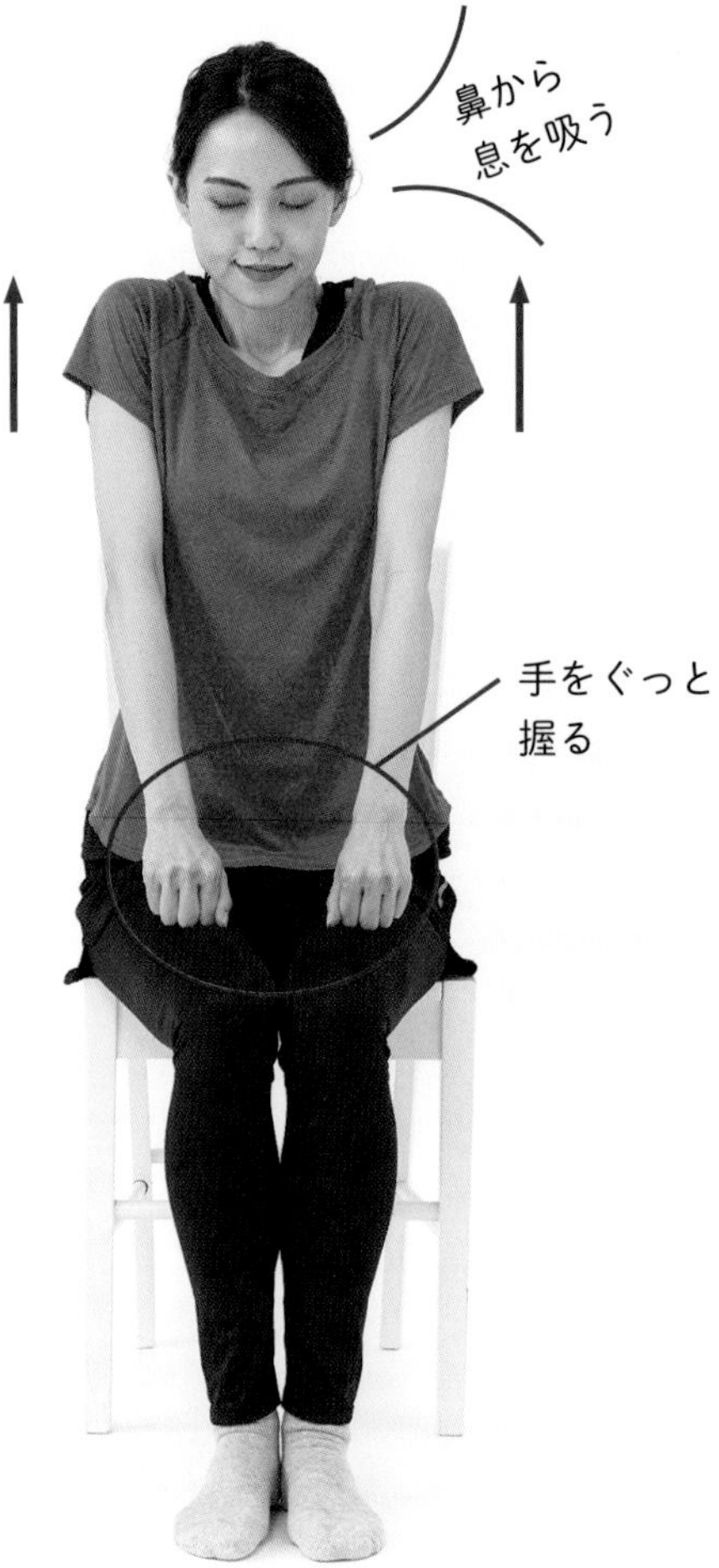

2 目を閉じて手を握り、鼻から息を吸いながら両肩だけをぐーっと引き上げる。

手指の痛みやしびれの誘因になる首や肩のこりをほぐし、首から指先にかけて、血流を一気に高めましょう！

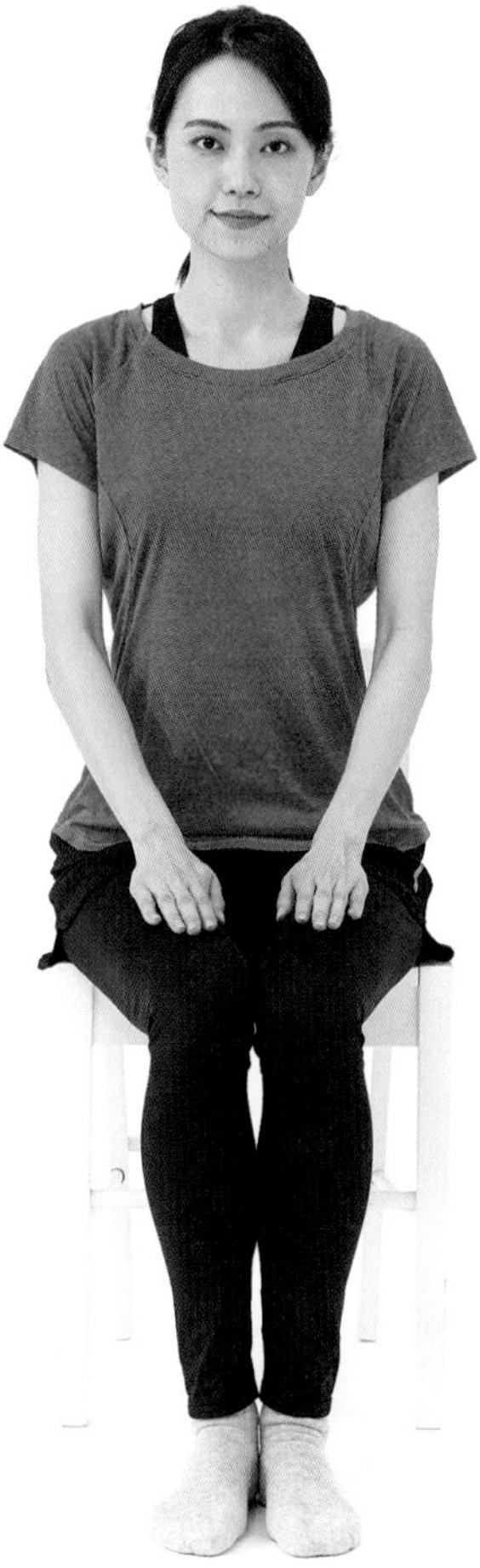

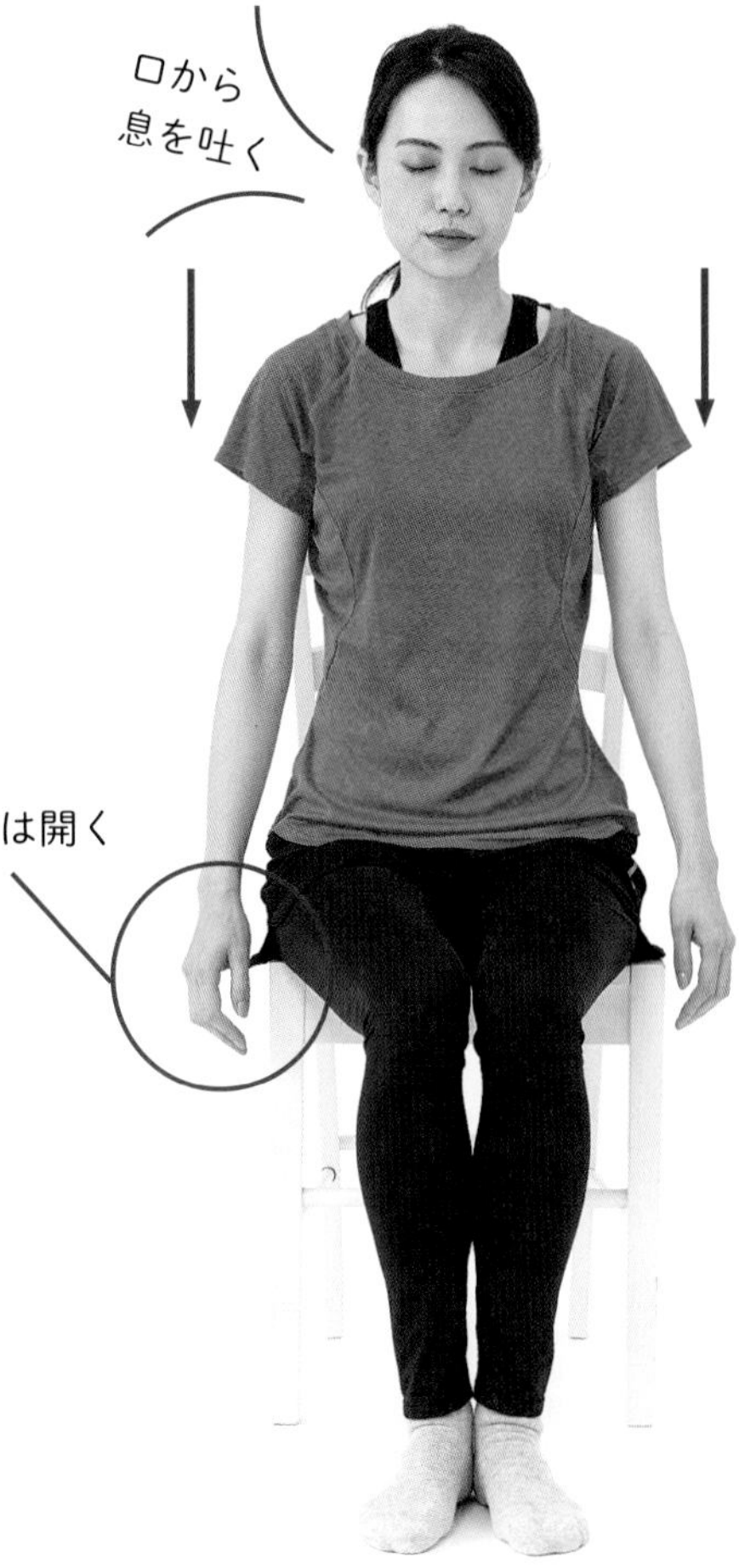

4　目を開けて1の姿勢に戻る。これを3回繰り返す。指先がピリピリしてきたら血流がアップしている証拠。

3　肩の力を一気に抜き、口から息を吐ながら、肩をスットンと落とす。同時に手を開いて腕を横にだらんと落とすと効果的。

一石二鳥のおすすめエクササイズ ❷

両手にぎにぎ

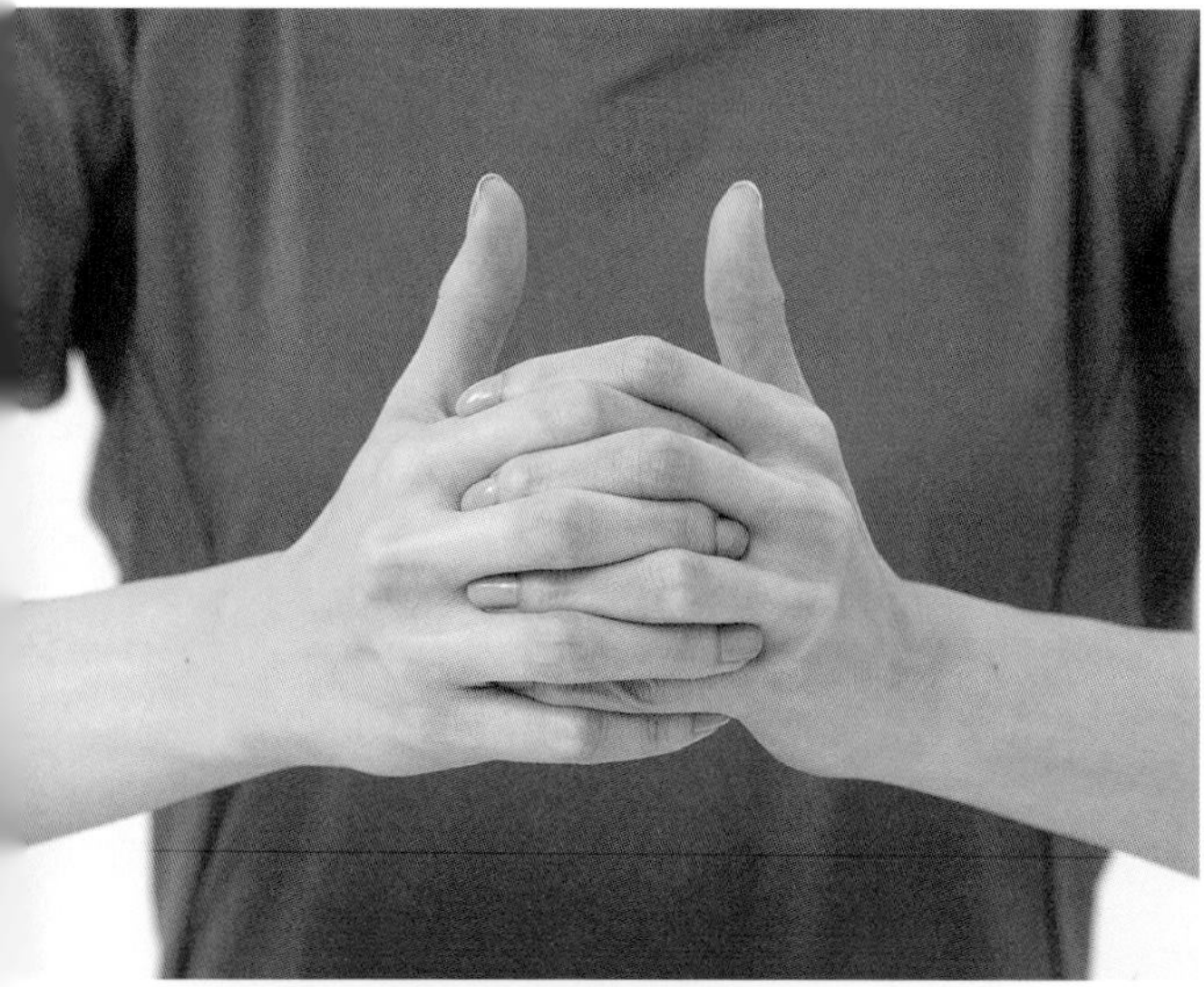

1

両手の親指以外の指の横腹と横腹を合わせるように組み、指先が指の股に当たるように調節する。

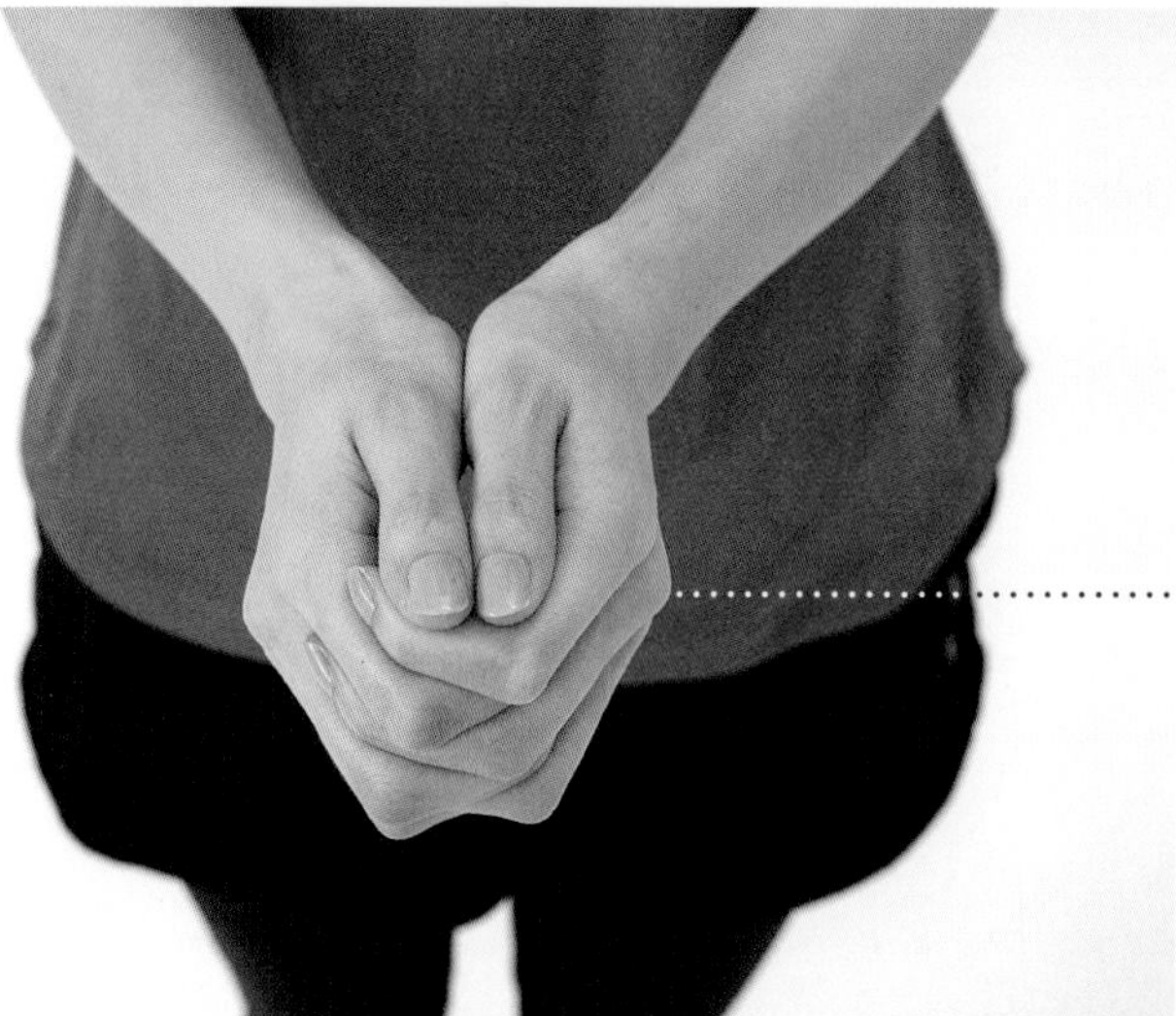

2

親指を揃えるようにして軽く握る。指先が指の股から外れないように注意！

指先が指の股に当たるように

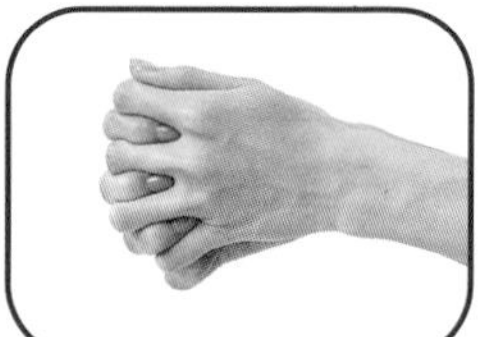

指全体に適度な圧をかけて神経ポイントを刺激。
指先の血流を高めながら痛みの情報伝達をブロック！

3

2の状態で指が外れないように、手首側を軽く開くイメージで、手の力をふっと抜く。

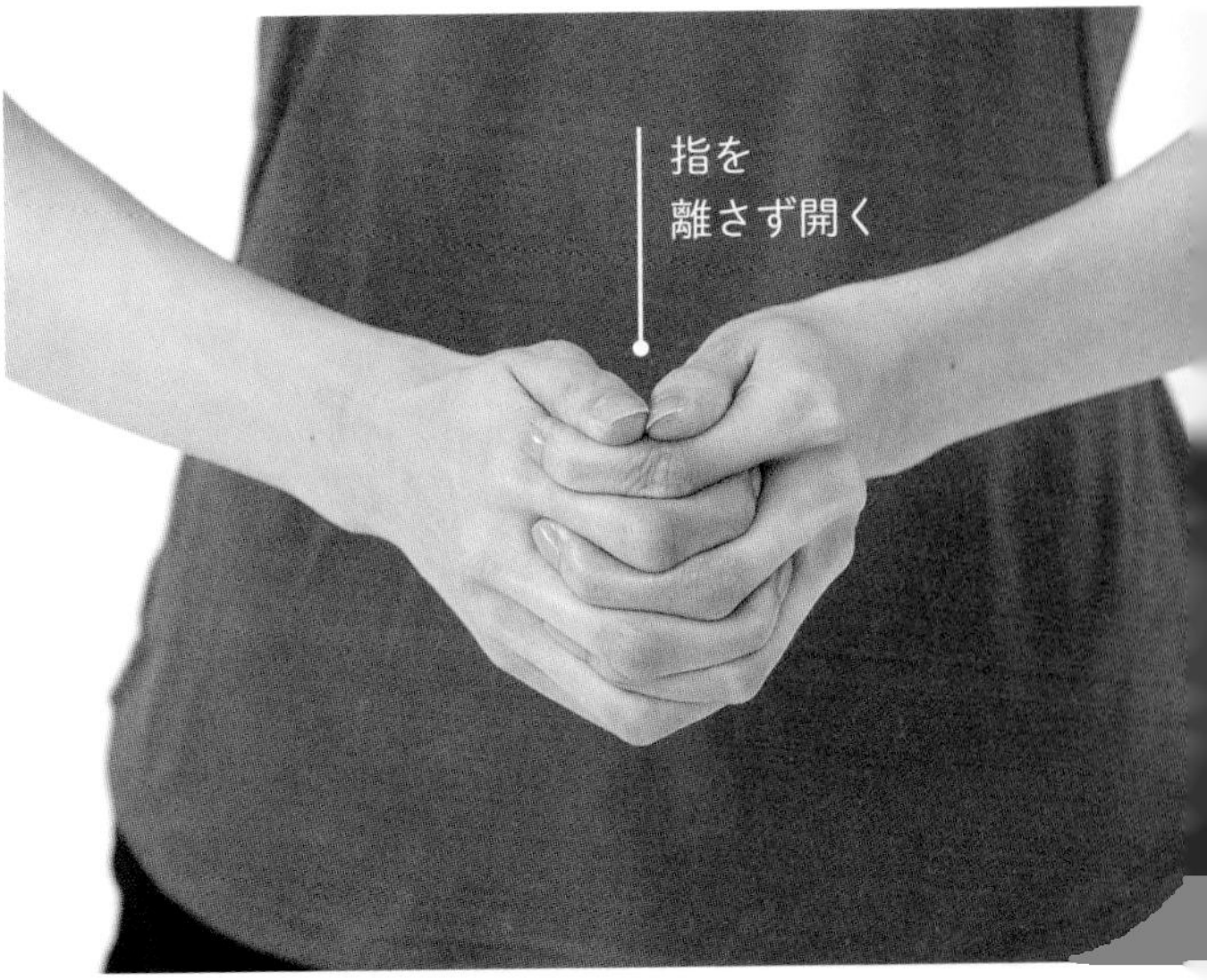

4

そのまま手首側をくっつけるように、手にぎゅっと力を入れる。にぎにぎするイメージで3と4を10回繰り返す。指の横腹と指の股に適度に圧がかかるように行うこと。

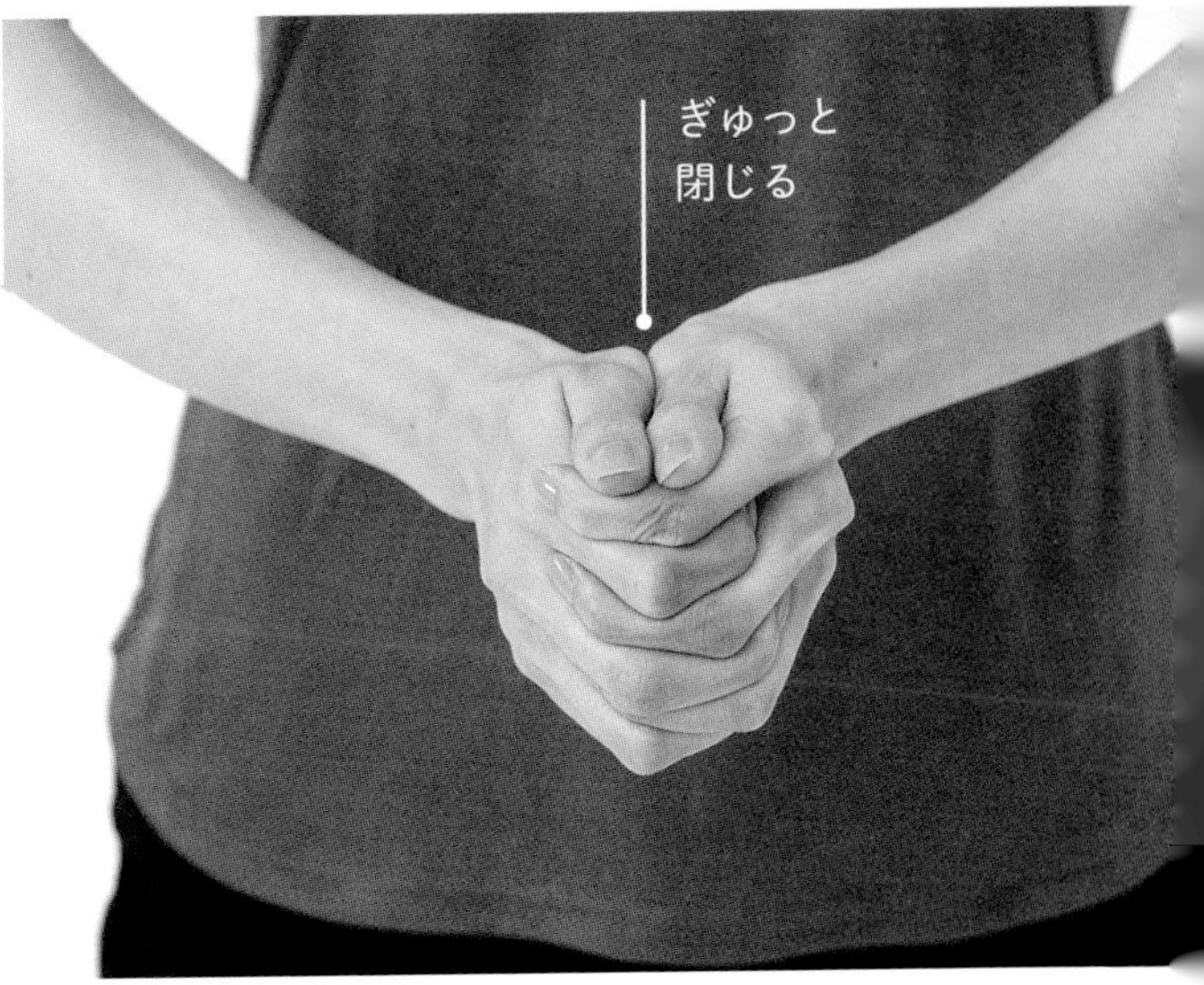

一石二鳥のおすすめエクササイズ ❸

僧《そう》帽《ぼう》筋《きん》ストレッチ

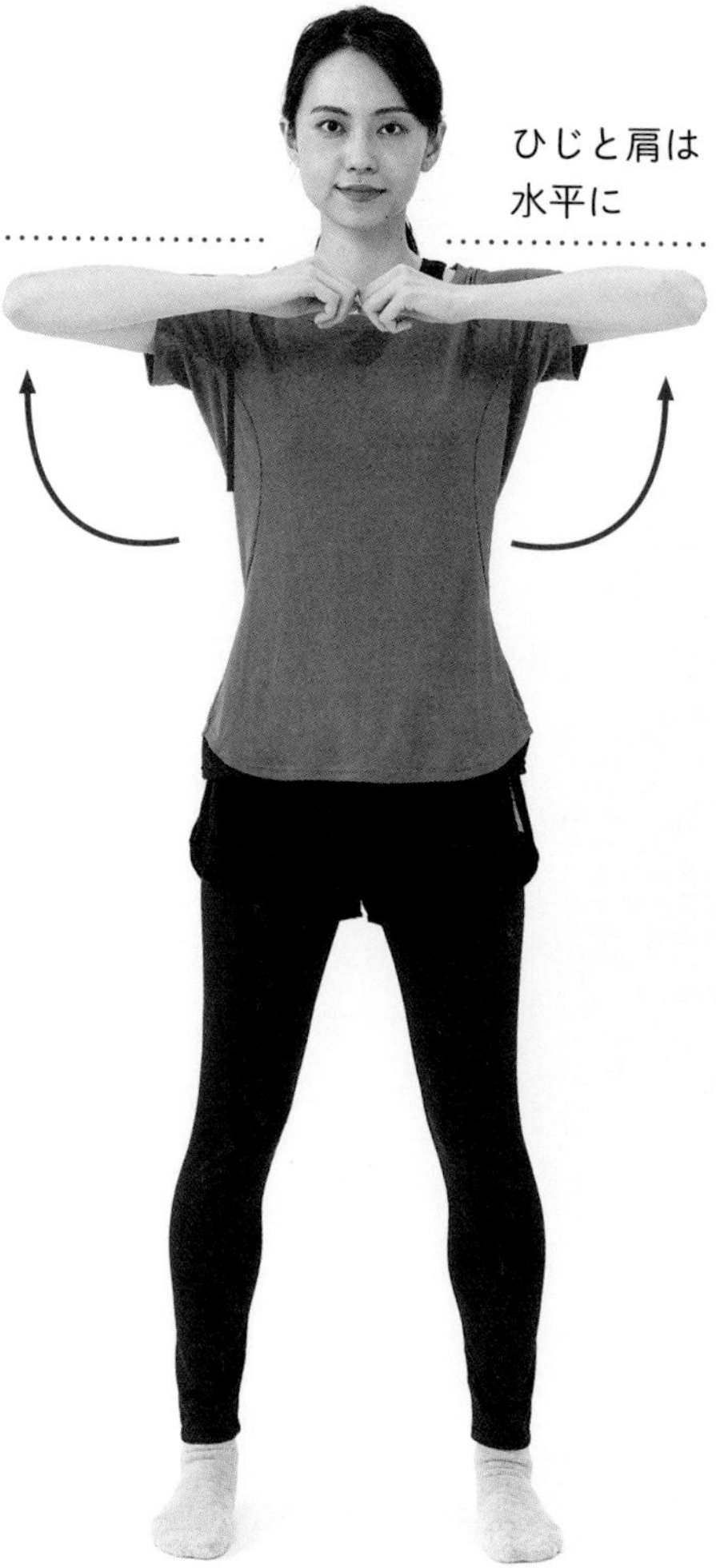

1 足を肩幅に開いてまっすぐ立ち、肩の力を抜いて正面を向く。手を軽く握ってひじを曲げ、両手を軽くつけて肩と水平になるように上げる。

首の後部から肩と背中に広がる僧帽筋をほぐして脳をリラックス。
副交感神経が活性化され、血流アップにも効果的。

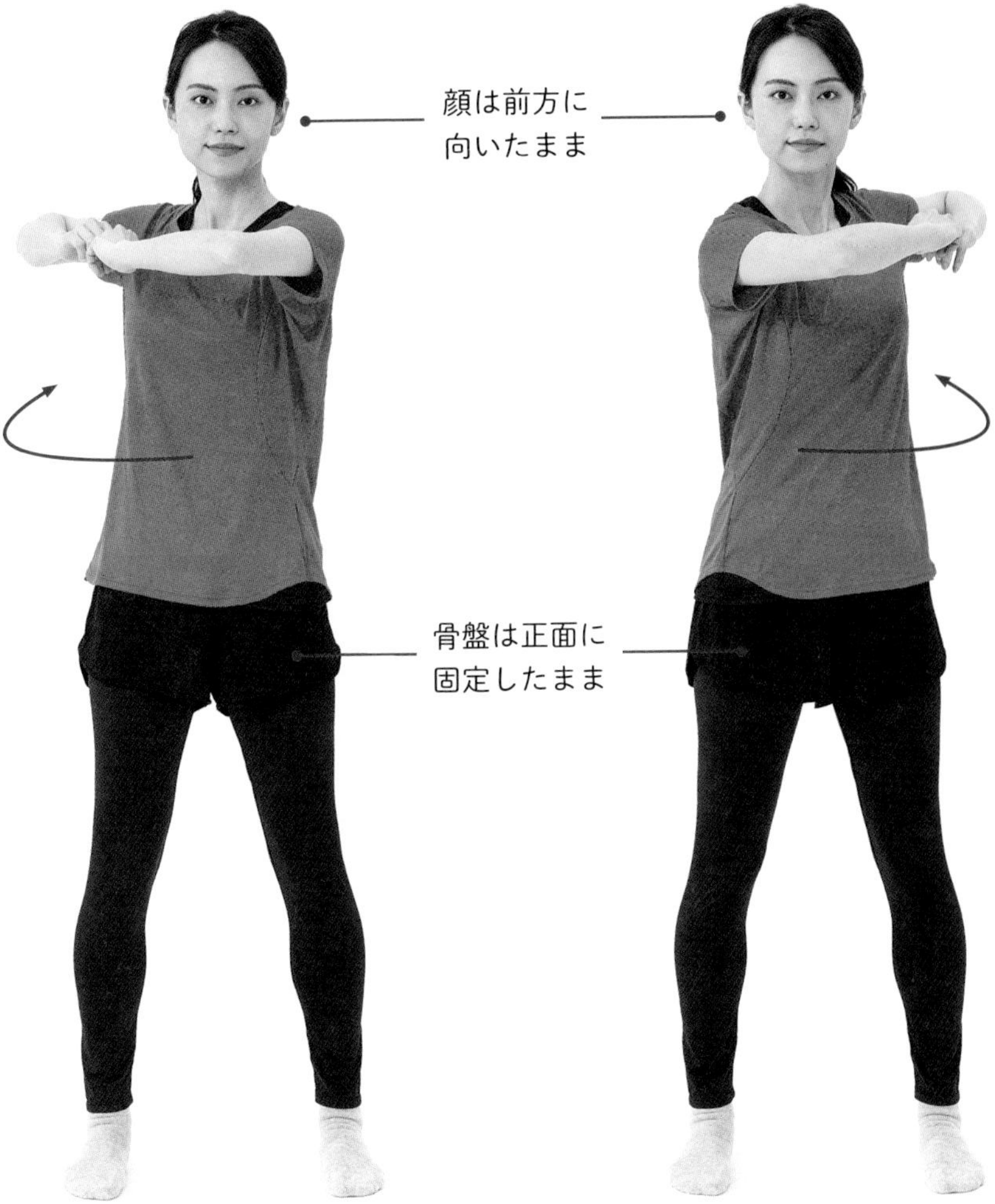
顔は前方に
向いたまま
骨盤は正面に
固定したまま

2 顔と骨盤を正面に向けたまま、片方のひじを後ろに引き、肩と腰をひねる。このとき、ひじや腕が下がらないように注意。

3 次に反対のひじを同様に引く。呼吸を止めず、リズミカルに2と3を30回繰り返す。

第3章

痛みを上手にコントロールするための生活の知恵

少しでも痛みをやわらげるために、日々のケアや生活の中での工夫を

この章では、10秒神経マッサージの効果をさらに上げるために、日常生活の中で行いたいケア法をご紹介していきます。

手指を冷やさないようになるべく温めるようにしたり、物を活用したりして手指への負担を軽減するための工夫をしていくことは、痛みをやわらげるのに大いに役立ちます。

また痛みというのは心の動きに左右されることが意外に大きいものです。周囲の人たちの心ない言動によって痛みが悪化したり、反対に、パートナーの何気ないねぎらいの言葉が心を軽くし、痛みをやわらげる場合もあります。さらに精神的なストレスはあらゆる病気を悪化させるもの。よって日常の中で心をケアしたり、ストレスを溜めないように気をつけていくことも大切です。

物理的、精神的の両方向からアプローチするケアを心がけ、生活の質を上げて心豊かな日々を過ごしていきましょう。

手指の痛みの改善に大きな効果が！就寝中の手袋がおすすめ

ヘバーデン結節の最大の敵は「手指を冷やすこと」。なぜなら手指の冷えは血流を悪くすることに直結するからです。

手指が痛いと血管が縮こまって、指先にカルシウムや酸素などが届かなくなり、骨の変形が進みます。そして骨の変形に伴ってますます痛みが増えて、可動域が小さくなり、動かさないことでさらに血流が悪化する、という悪循環に陥ってしまうのです。これを断ち切るためには、指先の血流を改善することにつきます。

起きて活動している間は、手指を冷やさないようにと意識して過ごすことは可能ですが、眠っている間は無防備になりがち。夜、寝ている間につける「ナイト手袋」は、朝の手指のこわばり改善にも役立つのでおすすめです。１００円ショップで売っている日焼け防止用のアームカバー（二の腕まで覆う長さのあるもの）などを使って簡単に作れます。

動脈は、手首を通って手のひら全体にループのように流れています。そして手のひらから指の側面を通って指先へと血管は広がっていきます。手袋の形が、手のひらと指を温めるのにちょうど適しているのです。

特に温めるべき部分は「手首」と「指の股」の2ヶ所。これを踏まえて手袋を作る際のポイントを挙げていきましょう。

手首には親指側を通る「橈骨動脈《とうこつどうみゃく》」（脈をとるところ）と、小指側を通る「尺骨動脈《しゃっこつどうみゃく》」があり、ふたつは手のひらで合流します。どちらも皮膚の浅いところを通っているので、手袋を手首をすっぽり包み込む長めの丈にすることで、ここから熱が放出されるのを防ぎます。手首を締めつけず、緩みを持たせるのがポイントです。

指の股も大事な部分。ここを温めることによってマッサージ効果が得られ、血流が守られて朝の指のこわばりが改善できます。いわば5本指ソックスと同じ原理。指の股がカバーされていれば、ミトン型でも指が分かれているタイプでもOKです。

ナイト手袋を作るにあたって気をつけたいのが、指先は必ずオープンにするということ。指先の知覚神経はとても発達しているため、指先に物が触れると脳が活性化されて眠りを妨げてしまうのです。次のページにポイントをまとめて図解にしました。参考にしてぜひ作ってみてください。

手作りも簡単にできます！ナイト手袋のポイント解説

POINT 1 指先は開いている

指先は切り落として。知覚神経が発達している指先に物が当たると、眠れなくなってしまいます。

POINT 2 指の股はカバーされている

指先の血流を守るために重要な温めポイント。ミトン型でもこの部分がカバーされていればOKです。

POINT 3 手のひらがすっぽり覆われている

２本の動脈がループ状に流れている手のひらを覆い、温めることで指先まで血液が行き渡ります。

POINT 4 長めの丈で手首までしっかり保温

手首は指へ向かう血管や神経が集中する場所。きつく締めると血行が悪くなってしまうので緩みを持たせて。

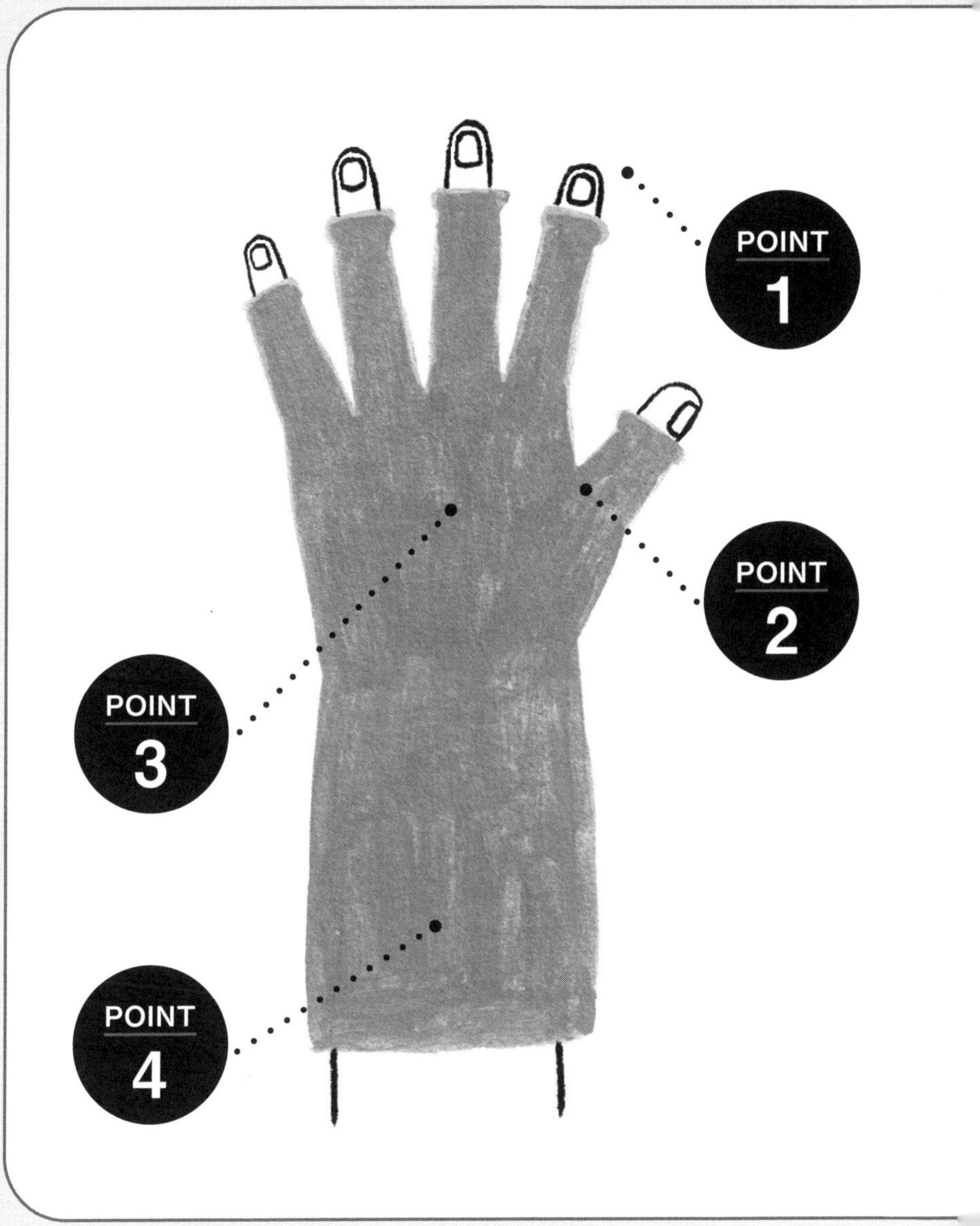
POINT 1
POINT 2
POINT 3
POINT 4

丁寧なハンドマッサージで手指と心をいたわる習慣をつけましょう

手指が痛いだけでなく、節くれ立ったり曲がってしまうなど変形まで起きたりすると、つい手を隠したくなってしまいます。しかし、手を「恥ずかしいもの」として隠すのではなく、働き者の自分の手をいたわって、大切にしてあげてみてはいかがでしょうか。一番身近で簡単にできるケアとして、ハンドクリームを2種類買うことを、クリニックでもおすすめしています。特に高価なものでなくてもいいので、「これが好き」と思えるものを自分で選ぶのが重要です。

ハンドクリームには保湿成分など有効成分が含まれているので、もちろん手荒れの軽減にも役立ちます。ですがそのほかにも、ローズやミントなど好きな香りを吸い込むことで、嗅覚を通してリラックス効果や癒し効果も。またクリームを塗りながら指に丁寧にすり込むことで、触覚で癒す指リラクゼーションとしての効果も期待できます。

また、クリームを2種類用意しておくことで、その日の気分に合わせて使い分けることもできます。自分へのごほうびとして〝プチ贅沢〟なクリームを購入してみるのもおすすめ。そのときの気持ちに合わせて「選択できる余裕」があることは、心にゆとりを作り、生活を豊かにしてくれます。忙しい一日でも、ハンドクリームを丁寧にすり込むひとときは、ゆったりすることができるはず。そんな手をいたわるケアで一日を締めくくれば、気持ちもリラックスして落ち着き、自分の手に愛着がわいてくるでしょう。「今日も一日よくがんばったね」と自分の手を大切にしてあげることで痛みの症状を軽くし、自分の手に自信が持てるようにしていきましょう。

食事で大豆に含まれるエストロゲン様物質を摂取することも大切ですが、皮膚から有用成分を吸収させるという考えも大切です。富永ペインクリニックでは、女性ホルモン・エストロゲンの有用成分であるエストラジオールを薬事法の規定容量最高上限まで配合したオイルを、ハンドマッサージケアに使っていただくよう指導しています。インターネットで入手できる日本製美容オイルです。

朝のひじ湯を一日の始まりのルーティーンに導入しましょう

ヘバーデン結節になると、朝に手指の痛みやしびれが悪化しやすい傾向があります。そのため、10秒神経マッサージとともにおすすめしたいのが、「朝のひじ湯」です。ひじまでお湯につけてしっかりと温め、血行をよくするというものです。よく温まると血行が回復し、痛みがやわらいで、筋肉も柔らかくなるため手指も動かしやすくなります。

やり方は、テーブルに深めのバケツを置き、39～40℃くらいの湯でたっぷり満たします。ゆっくりと腕を入れひじまで湯に浸けて、5～10分ほどの時間をかけてひじから下の腕を温めます。

このとき、気をつけたいポイントはふたつ。ひとつ目は、洗面器ではなく、深めのバケツを必ず使うこと。浅めの洗面器ではすぐに湯の温度が下がってしまい、しっかり腕を温めることができません。必ず深めのバケツに、湯をたっぷりと張って行ってください。

ふたつ目のポイントは、温め終わったあと、しっかりタオルで拭くこと。水にぬれたま

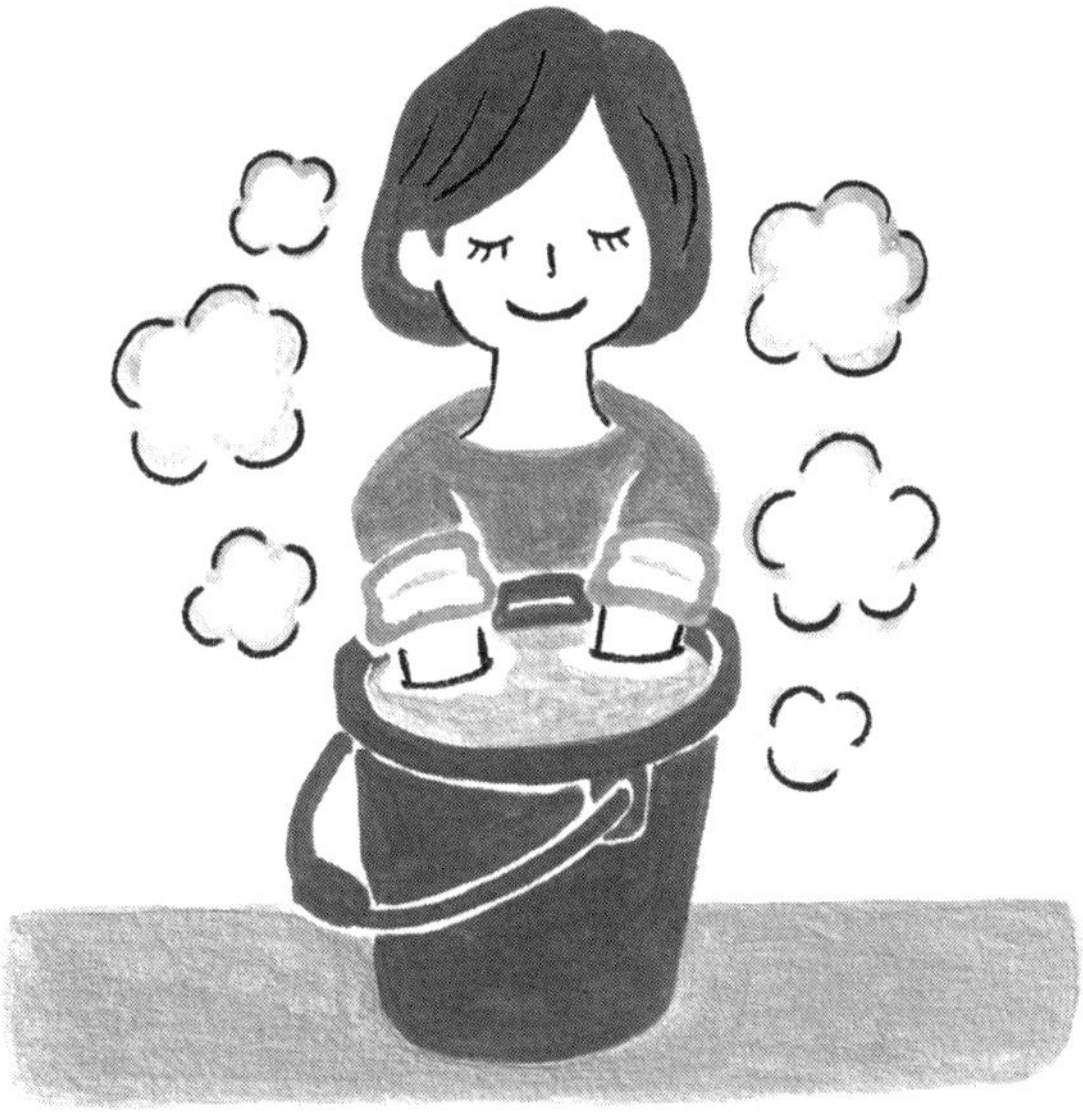

まだと、水滴が蒸発するときに皮膚の熱も一緒に奪ってしまうので、せっかく温めた腕、手指が冷えてしまいます。しっかり乾かしたら、ハンドクリームを塗って、保湿しておくことも忘れずに行いましょう。

温かい湯に浸かるとリラックス効果もあるので、朝の連続ドラマを見ながらや好きな音楽を聴きながらなど、脳も一緒にリラックスさせてはいかがでしょうか。手指が動きやすくなると同時に、気持ちも楽になるので、一日が始まる前にメンタルケアもできてしまって一石二鳥です。憂鬱になりがちな寒い冬の朝などに取り入れれば、手指も動きやすくなるうえ、気分も上向き、今日も一日がんばろうという気分になれそうです。

家事は上手に手を抜くことが大事です!

手や指に痛みを感じていると、日常生活の中でのさまざまな動作がつらいものになります。特にこまごまとした作業の多い家事は、いわばつらい動作の集積。包丁で野菜を切る、冷たい水で米を研ぐ、掃除機を持って部屋を移動する……。どれも手指や手首に大きな負担をかける動きです。

それでも「家族に迷惑はかけられない」という責任感や義務感から、痛みを我慢して無理やりがんばったり、できて当然のことができない自分に対して苛立《いらだ》ちを感じたりして、ストレスや精神的苦痛を募らせてしまう人が多いのも事実です。これでは自分を追い詰め、痛みはさらにエスカレートしてしまいます。

つらいときは、手を抜く自分を許してあげましょう。家事はちょっとした工夫で手間を大きく減らせることも多いもの。手指への負担と同時に精神的な負担も軽くすることが、痛みをやわらげるのに役立つのは言うまでもありません。

お悩み 1

手が痛くて包丁が使えない

これで解決

カット野菜や冷凍野菜を使う

カレー用や炒め物用セットなど、最近は用途に応じたカット野菜がバリエーション豊富に売られています。冷凍野菜も使いやすいサイズに切られているものが多くて便利。これらを大いに活用して包丁を使う手間を省きましょう。

お悩み 2

硬い野菜を切るのがつらい

これで解決

かぼちゃはレンチンしてから

硬いかぼちゃは普通の人でもカットするのはひと苦労。あらかじめカットしてあるものを買うのが得策ですが、頂き物をした場合などは、初めにレンジでチンして少し軟らかくした状態にすると、だいぶ切りやすくなります。

お悩み 3

包丁を
長時間
使うのがつらい

これで解決

ピーラーを活用する

野菜は包丁を使って切るより、ピーラーのほうが手指にかかる負担はずっと軽くなります。野菜の皮むきだけでなく、千切りキャベツやゴボウのささがきも、ピーラーを使えば簡単。ニンジンのラペサラダなどおしゃれな料理もできます。

お悩み 4

冷たい水で
米を研ぐのが
つらい

これで解決

無洗米を使う

冷たい水を使っての米研ぎは、手指の痛みを増幅させます。研がずにそのまま炊くことのできる無洗米に切り替えましょう。もしくは泡立て器を使ってかき混ぜるように洗うという方法も。手指が水に触れないだけでも負担は軽減します。

お悩み 5

フライパンをあおると手首が痛む

これで解決

調理法にこだわらない

炒め物でフライパンをあおる動作は、手首に大きな負担をかけます。木べらなどで混ぜ炒めしましょう。また同じ食材を使ってもメニューを煮物や蒸し料理、オーブン料理にすれば、それだけで調理がだいぶ楽になるものです。

お悩み 6

料理すること自体がつらい

これで解決

ときには出来合いの惣菜を活用

あまりの痛さで料理をする気力も起きない……。そんなときは思い切って出来合いのお惣菜に頼りましょう。デリバリーサービスを活用するのもあり。がんばれない日があってもOK。自分を休ませてあげることも大切です。

お悩み 7

缶切りで缶詰を開けるのがつらい

これで解決

プルトップの缶詰を活用

缶切りを使って缶詰を開ける作業は、手指に大きな負担をかけるもの。缶詰を買う場合は、プルトップタイプのものを選びましょう。近頃人気のサバ缶など、開けるだけでおかずになるようなものなら、料理の手間も省けます。

お悩み 8

食器洗いがつらい

これで解決

食洗機を導入する

食事のたびに家族が使った分の食器を洗うのは大仕事です。可能であれば食洗機の導入を考えてみてはいかがでしょう。手を水に浸けながらこすり洗いをする、という作業から解放されるのであれば、一考の価値ありです。

お悩み 9

掃除機をかけるのがつらい

これで解決

ロボット掃除機や粘着式クリーナーを

使う器具を軽いものにするだけでも、負担はだいぶ軽減されます。持ち運びに便利な軽量タイプの掃除機や柄の長いタイプの粘着式クリーナーがおすすめ。もちろん勝手にお掃除してくれるロボット掃除機があれば最強です。

お悩み 10

買い物で重い荷物を持つのがつらい

これで解決

スーパーの宅配サービスを使う

どんどん便利になっている各種サービスを活用しない手はありません。一定金額以上の買い物をすれば無料で自宅配送してくれるスーパーも増えています。ネットスーパーを使えば買い物に行く手間さえ省くことが可能です。

スマートフォンは毎日手放せないからこそ持ち方を工夫しましょう

私たちにとって、今やスマートフォンは仕事でもプライベートでも欠くことのできない重要なツールとなっています。電車やバスの中ではほとんどの人がスマートフォンを手にしていますし、トイレやお風呂にまで持ち込む人もいるほどです。

みなさんは普段、スマートフォンをどのように操作しているでしょうか。左ページのNGの写真のように、片手で持ってその手の親指で操作している人は要注意。この操作法は手指に大きな負担をかけています。

肩の関節は球のような形状で、いろいろな動きができるようになっています。これに対して指の関節は、まっすぐ曲げたり伸ばしたりするためのもので、ねじったり回したりする動きには対応しにくいという特徴があります。そのためスマートフォンを持った手の親指で画面を操作することは、親指の付け根の関節などに大きな負担をかけることになります。

また最近、スマートフォンは画面が広く、大型化している傾向にあり、女性の小ぶりな

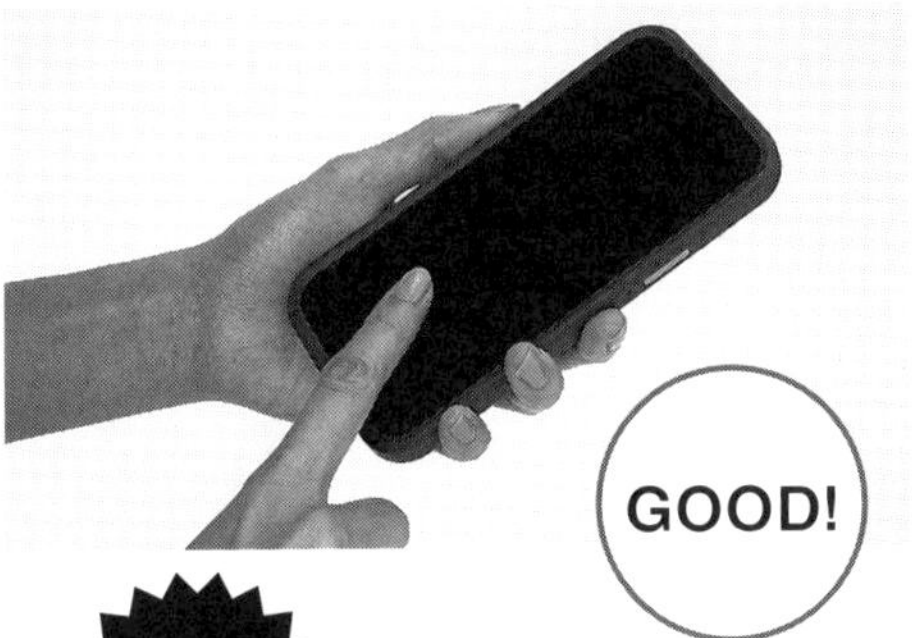

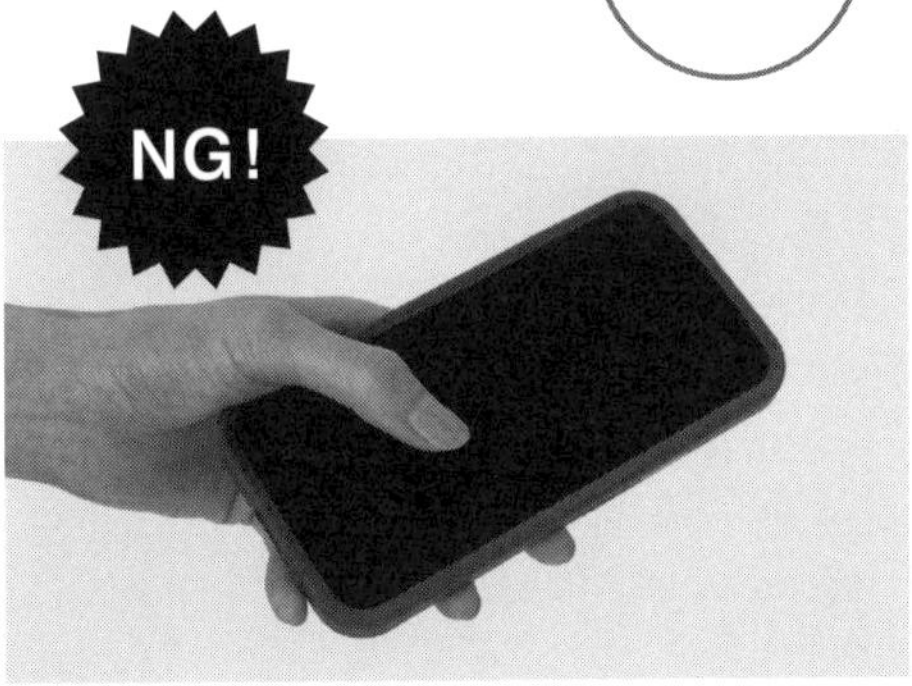

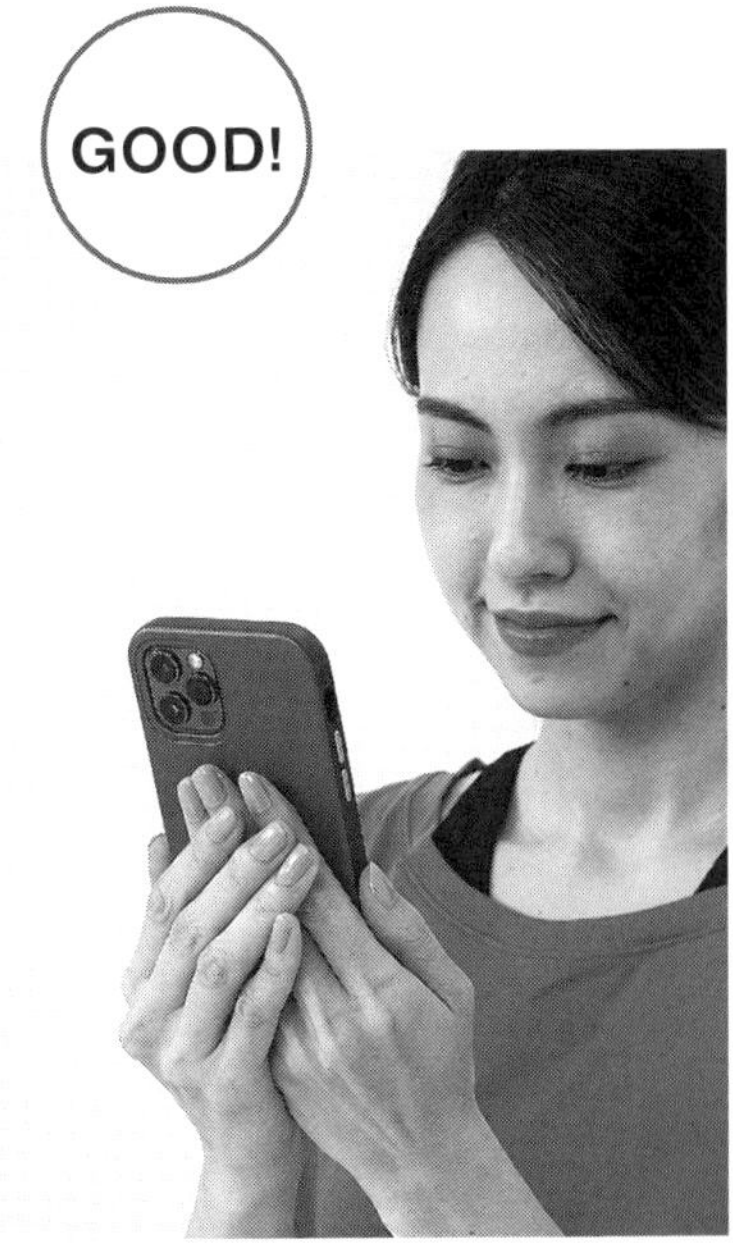

画面を見るときは、目線の位置まで上げるようにしましょう。

手では扱いにくく、手指にかかる負担もさらに大きくなっています。

手指や手首に負担をかけないために、スマートフォンはなるべく両手を使って操作するようにしましょう。スマホリングをつけて持ちやすくするのもいいでしょう。またうつむき姿勢での操作は、首にかかる負担も大きくなり、「スマホ首」とも言われるストレートネックの原因になることも。なるべく目線の位置まで上げて操作するように心がけることも大切です。

へバーデン結節は、手指を日常的に酷使することもひとつの要因と考えられている疾患です。スマートフォンを四六時中手放さず、使い過ぎによって発症するようなことのないように、十分気をつけてください。

100円ショップのアイデアグッズを上手に活用してみませんか

ヘバーデン結節では、痛みや変形によって手指を思うように動かすことができず、家事はもちろん、生活のさまざまな局面で支障をきたすことが多いものです。

病状が進行すると、つまんだり、握ったりする動作をするのが非常につらくなってきます。ペットボトルの蓋が開けられない、瓶の蓋を開けようとしても力が入らない、シャンプーするときに指をうまく動かせないなどの悩みは、患者さんからよく聞きます。

しかしこれまでできて当然だったことができなくなってしまった自分を責めてはいけません。物に大いに頼って、できる方法を探していくことで、気持ちが楽になり、生活の質もアップします。

そこでおすすめしたいのが、100円ショップに売っているアイデアグッズを活用することです。先に挙げた悩みは、ボトルオープナーやシャンプーブラシで解消することができます。価格が税抜き100円というのも試しやすくていいですね。

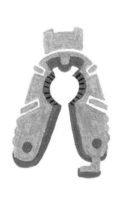

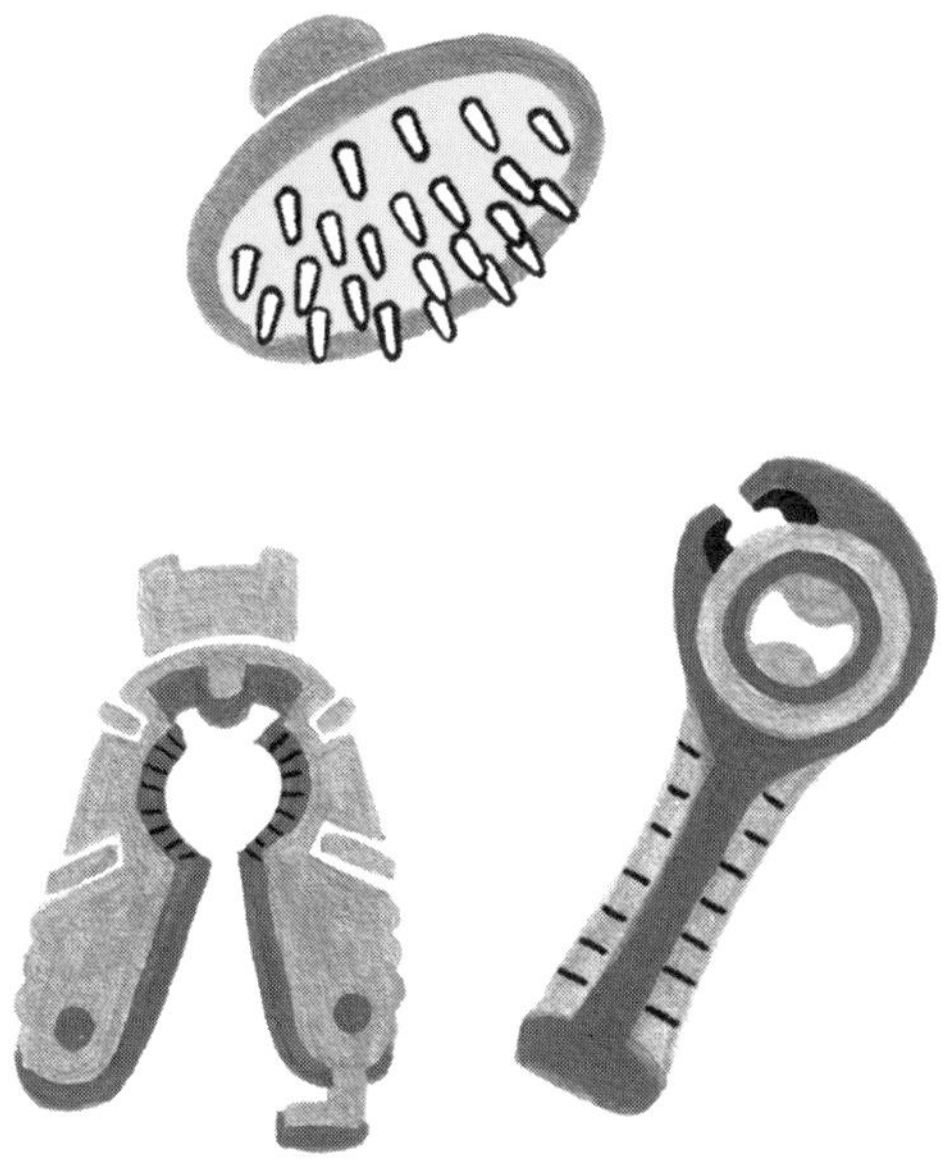

このほか、例えば単語帳をまとめるのに使う「カードリング」をバッグや財布のファスナーのつまみにつけると、開け閉めが楽になります。また鉛筆に巻きつけて使う「うずまきグリップ」を、箸やフォーク、歯ブラシなどに装着すれば弱い力でも握りやすくなります。こんなふうにショップを巡りながら、本来の用途以外の物を使って、自分のできることを広げるアイデアを考えてみるのも楽しいでしょう。

ともあれ大切なのは、できないことを嘆いてあきらめるのではなく、工夫を凝らしてできることを増やしていくことです。そのような前向きな気持ちが、10秒神経マッサージの効果を高めるとともに、痛みをやわらげる一助になることは間違いありません。

大豆イソフラボンは手指にいい成分。積極的に摂るようにしましょう

1章でも触れましたが、女性ホルモンのひとつ、エストロゲンが分泌しづらくなることが、手指の症状に深く関わる場合があります。エストロゲンの量が体内で減ってしまうと、手指の血流が悪くなり、関節や腱のしなやかさが失われ、へバーデン結節の症状が出やすくなります。ですから女性は、エストロゲンの量が激減する更年期、出産後や授乳中などに手指の痛みや不具合を感じる人が多いのです。

そこでエストロゲンを補給するためにおすすめなのが、大豆イソフラボン。大豆に含まれる大豆イソフラボンは、体の中に入るとエストロゲンとよく似た働きをしてくれます。大豆イソフラボンは、豆腐や納豆、豆乳などの大豆食品に多く含まれるので、積極的に食べるようにすると、へバーデン結節の症状の軽減や予防に役立ちます。1日に摂る量は豆腐なら3分の2丁、納豆なら1パック、豆乳ならコップ1杯が目安。1日で体外に排出されてしまうので、毎日欠かさず食べるように心がけましょう。

痛みやしびれに効く対処法「100-(引く)7ウォーキング」を紹介します

しつこい痛みやしびれへの対処法として、自分で手軽に行える方法があります。名付けて「100-(引く)7ウォーキング」。全神経を集中して痛みとは違うことを考え、痛みを遠ざける方法。具体的には、100から7ずつ引く暗算をしながら歩くことです。

ウォーキングしながら、「100引く7は93、93引く7は86、86引く7は79……」と頭の中で引き算を行っていきます。単純ですが、実際にやってみると意外と難しく、引き算に集中しないと続けられません。そうやって引き算に集中しているうちに、痛みやしびれから脳の焦点が移っていき、脳がリセットされるのです。

ウォーキングは、太ももなど脚の大きな筋肉を使うので、加齢とともに落ちていきがちな筋肉量を増やしてくれます。適度な運動は脳の活性化にも効果的で、糖尿病などの生活習慣病の予防にもなります。頭を使いながら運動する習慣を持つことで、痛みやしびれがやわらぐと同時に認知症予防やダイエットにもつながる、おすすめの方法なのです。

手指・手首に悪いこんな習慣は今すぐやめましょう！

何気なくやっている日々の習慣の中にも、手指や手首の痛みを招くものがあります。自分の日常を見直して、手指に負担のかかる行動はやめるようにするなど、なるべく痛みを感じないように意識していくことも大切です。

へバーデン結節をはじめ、手指の痛む疾患の最大の敵は「冷え」です。冷えると血管が収縮し、痛みが発生しやすい状態になります。オフィスでのデスクワークが仕事の人は、夏場の冷房の効き過ぎにご用心。しかし自分が寒いと感じても、勝手に部屋の温度を上げるのが難しい場合は、デスクにストールを用意しておき、それを首に巻きましょう。首には大きな血管と神経が通っているので、全身が温まり、痛みが改善されます。

また家族が多い場合など、日々の大量の買い物も手指の負担に。重い荷物の入った買い物袋の持ち手が食い込んで、指に痛みが生じてしまいます。重い物は、宅配サービスを利用するなどの工夫を。加えて左に挙げたような習慣も今すぐ見直しましょう。

やめたいNG習慣

ショートカットキーを多用する

ショートカットキーは便利ですが、指を広げたり、不自然にねじりながら行う動作が多く、指への負担に。特に一番弱い小指への負担が大きいので、控えめに。

パソコンのキーボードを強く打つ

キーボードを打つときの負荷や衝撃は意外に強いもの。強く打つ癖のある人は注意しましょう。また厚みのあるキーは指への衝撃が増すのでなるべく避けて。

肩より高い位置で洗濯物を干す

腕を肩の高さより上げて干す動作は、上下を向く動きの繰り返しになって首に負担がかかり、指の痛みも増すことに。物干し竿の位置を下げるなどの工夫を。

大きくて重いスマホを持つ

手に持って操作するスマホのサイズや重量が大きいと、手首や指に大きな負担がかかります。小さくて軽めのものにチェンジして手指をいたわりましょう。

「富永式10秒リラックス深呼吸」で心身の緊張をほどき、痛みをよせつけない体に

どんな病気でも、病気になる前に予防することが大切です。手指も痛みを感じる前に、できれば回避したいもの。そこで、家事などで指が疲れた際などにできる、痛みを起こさないようにするための簡単なケアをご紹介します。

「富永式10秒リラックス深呼吸」は、緊張やストレスで興奮状態の自律神経をゆるめ、体を強制的にリラックスさせるというもの。緊張やストレスは自律神経のひとつ、交感神経を優位にさせます。この状態になると、体はいつ戦ってもいいように臨戦状態に。血管が収縮して血流が悪化、手指の血行も悪くなり、痛みを感じやすくなってしまうのです。

こんなときに自律神経のスイッチを切り替えて、緊張をやわらげるのが「10秒リラックス深呼吸」。やり方は、まず目を閉じて鼻の奥に冷たい空気を送り込むイメージをしながら、鼻から息を吸い込みます。次に口をすぼめ、10秒かけてゆっくり息を吐き切ります。これを3回繰り返します。全身の筋肉の緊張がゆるみ、血流がよくなるのを感じるはずです。

10秒リラックス深呼吸のやり方

息を鼻から
一気に吸い込む

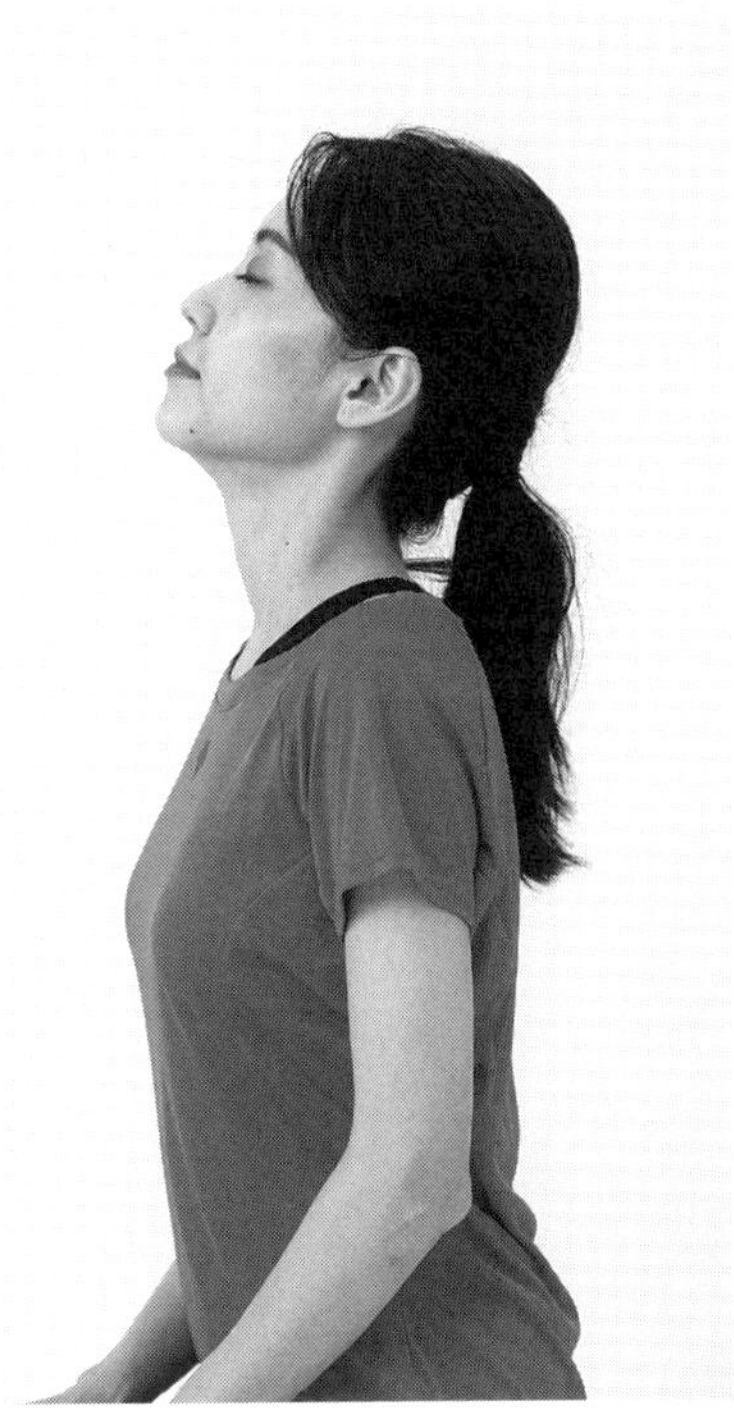

1

目を閉じて、鼻の奥に「冷たい空気を送り込む」イメージを思い描きながら、鼻から息を吸い込む。鼻の奥にある血管を意識して。

口をすぼめ、
息を口から細く長く吐き切る

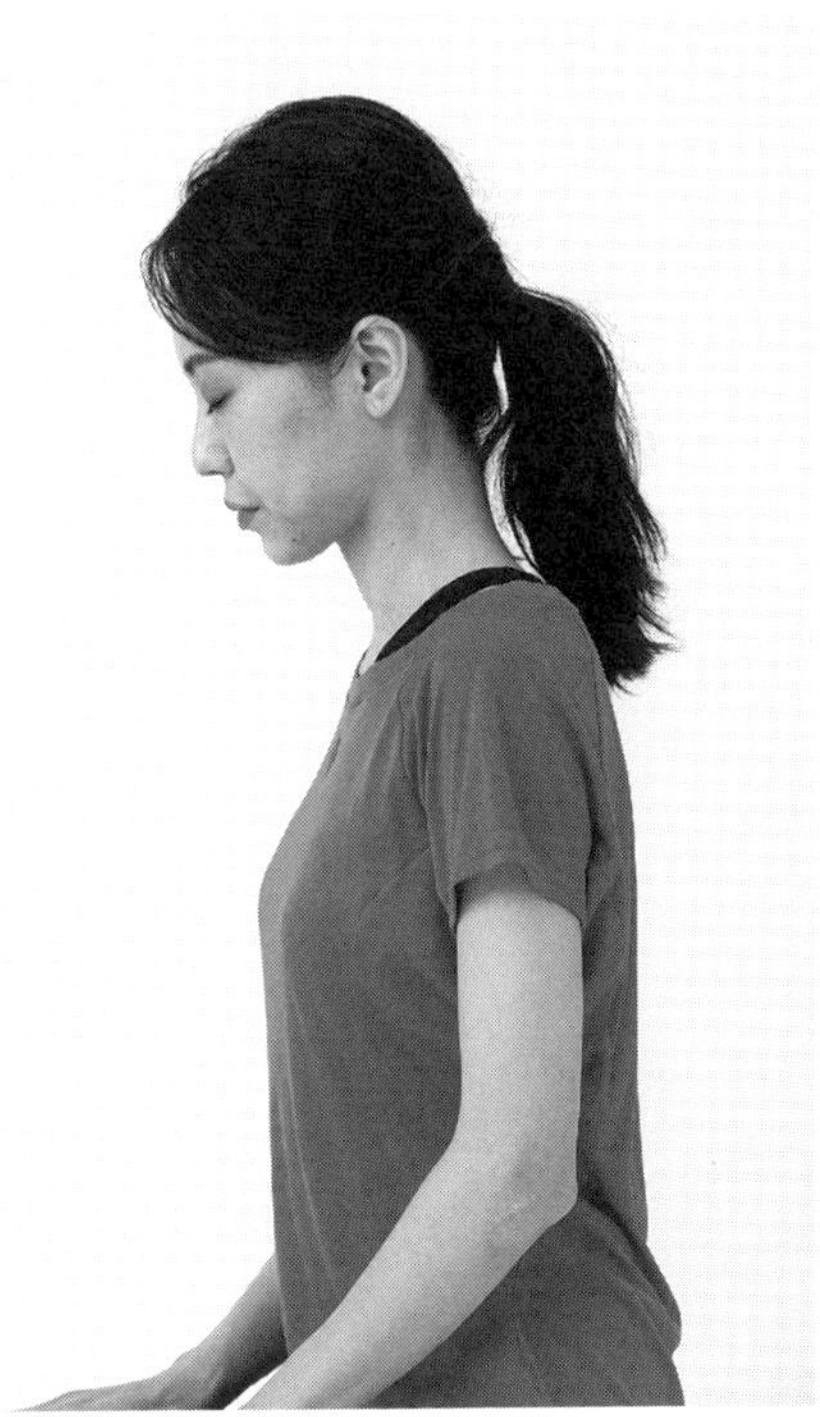

2

今度は口をすぼめ、細く長く出すようにして息を吐ききる。だいたい10秒くらいかけてゆっくりと。これを3回繰り返す。

脳をリセットするための趣味を持ちましょう

痛みの感じ方は人それぞれ違います。特に慢性的な痛みを抱えている人は、痛みが心の動きと密接に関係していることが多いのです。慢性的な痛みがあると気持ちは当然沈みがちになり、何もかもネガティブにとらえる傾向に。この思考パターンに陥ると、さらに痛みを加速させるという負のループとなってしまうのです。ストレスのたまった脳をリセットし、痛みのループを断ち切るには、趣味を持つことがおすすめです。1日数分でできることでいいので、趣味や好きなことに集中すると、そのときだけは心が違う世界に向き、脳がリセットされます。忙しい仕事の合間をぬって、1日1度、数分間だけでも、「好きなこと」に意識を向ける時間を作ってはいかがでしょうか。

余裕があれば、新しいことに挑戦するのもよい方法です。植物を育てたり、何かペットを飼うのもいいかもしれません。楽しいこと、やりたいことをすると、幸せホルモンと言われるセロトニンの分泌も活性化されるので、より気分が上向きやすくなります。

がんばれない日があっても大丈夫！家族や周りの人を味方に引き込みましょう

手や指は、日常生活の中でひっきりなしに動かす所です。そのたびに痛んだり、しびれたりするのは、大きなストレスになり、生活の質（ＱＯＬ）が著しく下がってしまいます。

しかし、本人がこんなにつらいのに、痛みは他人には見えないので、周囲にわかってもらえず、それがますますストレスを増やしているケースも多く見受けられます。「自分は手の痛みを我慢して家事をこなしているのに、家族がわかってくれずに文句を言うのがつらい」などと訴える患者さんも、多くいらっしゃいます。

そこで提案です。つらいときは素直に家族や周りの人に伝えてみてはいかがでしょう？痛みに耐えていることを理解してもらえれば、文句ではなくねぎらいの言葉をかけてくれることも増えるでしょう。また、自分で自分をほめることもおすすめです。「こんなに痛いのに今日もよくがんばったね」と自分を声に出してほめてみましょう。一人で抱え込み過ぎず、周囲と分かち合えば、ストレスで痛みが悪化することを避けられます。

念入りなネイルケアをすると気分もリフレッシュ

ヘバーデン結節では症状が進行すると、関節部分に水ぶくれができたり、関節が変形してきます。これは女性にとっては深刻な問題です。

自分の指が節くれ立って太くなったり、不自然に曲がった様を目の当たりにするつらさは計り知れません。人によっては痛み以上に、この見た目の変化によって大きな心理的ダメージを受けることも多いのです。さらに変形した手指を人に見られることが苦痛になって隠すように。誰にも見られたくないというストレスが、痛みをさらに増大させてしまうこともよくあるケースです。

自分の手指を見たときに悲しい気持ちにならないように、念入りにネイルケアをして美しい状態を保つようにしましょう。ネイルサロンでとびきりおしゃれに仕上げてもらうもよし、丁寧に爪をポリッシュしてピカピカにするもよし、手軽にシールタイプを使うもよし。気分転換にもなって、手に対するコンプレックスを弱めることができます。

アイドルのポスターを壁に貼って LET'Sエア恋愛!?

女性の脳の仕組みはとても不思議にできています。映画やドラマのラブストーリーにはまり込み、集中して見ているときは妄想の恋愛に陥っている状態で、頭の中には自分の痛みを癒すホルモンがたくさん出ているのです。

たとえリアルでなくても、アイドルや俳優などに「エア恋愛」をすると、脳が活性化してβ《ベータ》エンドルフィンという物質が出ます。これは脳内麻薬とも呼ばれ、鎮痛効果や気分の高揚、幸福感が得られるもの。自分で作り出す痛み止めのようなものが、エア恋愛によって生み出されるのです。

この女性特有の脳のシステムを大いに活用しましょう。部屋に好きなアイドルのポスターを貼ったり、DVDのストーリーで繰り広げられる恋愛模様に自分を投影して、どんどんエア恋愛を楽しみましょう。βエンドルフィンの作用で痛みをコントロールすることができ、気分も上向きになること請け合いです。

自分だけのゴールデンゴールを目指して前向き思考で進みましょう

長いこと手指の慢性痛に悩んでいる方にとっては、痛みが全くないゼロの状態に戻りたいというのが最大の望みでしょう。また、変形のない、若い頃のような手指を取り戻したいという声も多く聞きます。しかし残念ながら、それは難しいと言わざるを得ません。

人間は年齢を重ねるにつれて、体の組織は衰え、機能も落ちていきます。手指に関しても、筋肉や腱は弱くなり、関節も変形します。この加齢による誰もが避けられない変化と、長年積み重なった生活習慣などから引き起こされた骨や関節のダメージ。これらが合わさって起きている現在の痛みや変形をなくすことは、現実的に難しいのです。

みなさんに目指していただきたいのは、痛みの全くない状態ではなく、「自分らしいイキイキとした生活を取り戻せるようになるまで痛みを軽くすること」です。

ずっと苦しんでいる痛みが少しでも軽くなれば、家事や仕事も今までよりは上手くこなせるようになります。すると心に希望がわき、気持ちも前向きになってきます。痛みが全くないわけではないけれど、その痛みと折り合いをつけながら、ハリのある毎日を送ることができるようになる。それを目指していくのです。

そのために、まずは今の自分に合った現実的なゴール＝ゴールデンゴールを設定しましょう。そこに向けて小さな成功体験を積み上げ、着実に近づいていくことが、自分らしい生活を取り戻すための近道になります。

「友人と旅行に出かけたい」「趣味のパッチワークを再開したい」「家庭菜園にチャレンジしたい」……。どんなことでもOKです。実現可能な自分だけの「ゴールデンゴール」を具体的にイメージしたら、そこへ向かっていくための小さな目標を掲げ、それをひとつずつクリアしていきます。

まずは手を軽く握れるようになる。それができたらグー・チョキ・パーのジャンケンに挑戦。次は箸を使って食事を完食する。このように小さな目標を掲げてクリアしていくと、そのつど達成感が得られ、自信が持てるようになってきます。決して無理せず、着実に目標に向かって進んでいきましょう。

ゴルデンゴールに到達する頃には、症状を上手にコントロールしながら人生を楽しんでいる自分に、きっと気がつくはずです。

おわりに

私がまだ駆け出しの医師だった頃、今も師匠と仰ぐ先輩医師に言われた言葉があります。
「病気になるにはその人なりの歴史がある。職業や趣味など、その人の〝背景〟を見なければ、病気の原因にはたどり着けない」

病気を治すのではなく、人間を治す。医者としてその訓練を師匠から受けられたことは、とてもありがたいことだと思っています。

師匠の言葉を忘れず、富永ペインクリニックを開業してからも、ずっと患者さんの痛みに向き合ってきました。その中でヘバーデン結節という、効く薬がないから治らないと捨て置かれた病気に出会います。目の前で痛みを訴え、指の変形に苦しむ方たちをなんとかしてあげることはできないか。痛みをやわらげる方法はないものか。その一心で生み出したのが「10秒神経マッサージ」です。

そして、このマッサージによって痛みが1ヶ月で半減するという報告を、日本ペインクリニック学会第53回大会で発表するに至りました。

ヘバーデン結節は決してあきらめるべき病気ではなく、薬ではなくマッサージによるセルフケアが、痛みのコントロールの鍵を握っているということを発見したのです。

日本全国に手指を専門にする整形外科医はいても、通っていける場所にはない。ましてやその存在すら知らずに、痛みに耐え、解決策も見つけられずに苦しんでいる方たちが、まだまだたくさんいます。ですから富永ペインクリニックでは、ヘバーデン結節のオンライン診療に力を入れています。

専門医に直接かからなくても、セルフマッサージで痛みをやわらげる方法があるということを伝えたい。

長いこと痛みに悩まされ続けてきた方たちに、我慢やあきらめから解放され、明るい人生を取り戻してほしい。

この本が、その手助けになったら本当に嬉しく思います。

富永喜代

富永喜代（とみなが　きよ）
富永ペインクリニック院長。医学博士。日本麻酔科学会指導医。1993 年より聖隷浜松病院などで麻酔科医として勤務、２万人超の臨床麻酔実績を持つ。2008 年愛媛県松山市に富永ペインクリニックを開業し、ヘバーデン結節外来を開設。オンライン診療で全国から患者が集まり、のべ 16 万人を治療する。YouTube「女医 富永喜代の人には言えない痛み相談室」は開設１年で 2000 万回再生、TikTok フォロワー 4.5 万人。Facebook は年間 720 万人にリーチする。著書に『こりトレ』（文藝春秋）、『気力をうばう「体の痛み」がスーッと消える本』（アスコム）、『ヘバーデン結節・腱鞘炎・関節リウマチ…手のしびれ・指の痛みが一瞬で取れる本』（青春出版社）、『手指の痛み・しびれが消える！　10 秒神経マッサージ』（永岡書店）など累計発行部数は 55 万部。「中居正広の金曜日のスマたちへ」など TV 出演も多数。
＊富永喜代先生の関連サイト
https://tominaga-clinic.or.jp
https://estra.co.jp/

カバー・本文デザイン／ohmae-d
イラスト／太田裕子、ガリマツ
モデル／梅本美優（オスカープロモーション）
撮影／木下大造
ヘアメイク／枝村香織
DTP ／東京カラーフォト・プロセス株式会社
協力／印田友紀、黒木博子、岩越千帆、石原輝美（smile editors）
65 ページ写真／szefei（PIXTA）

全国《ぜんこく》から患者《かんじゃ》が集《あつ》まる麻酔科医《ますいかい》の
ヘバーデン結節《けっせつ》・手指《てゆび》の痛《いた》みの治《なお》し方《かた》

2021 年 11 月 12 日　初版発行

著者／富永《とみなが》喜《き》代《よ》

発行者／三宅明

発行／株式会社毎日が発見
〒102-0071　東京都千代田区富士見 1-6-1　富士見ビル７階
電話　03-3238-5473（内容問い合わせ）
https://mainichigahakken.net/

発売／株式会社ＫＡＤＯＫＡＷＡ
〒102-8177　東京都千代田区富士見 2-13-3
電話　0570-002-008（購入・交換窓口）

印刷・製本　凸版印刷株式会社

ISBN 978-4-04-000703-8　C0077